中药学实验教学系列教材

指 导 委 员 会

主任 彭代银

委员 许　钒　桂双英　金　涌　陈　浩　年四辉
　　　　韩邦兴　王文建　施伶俐　王甫成

编　委　会

主编 桂双英

编委 （按姓氏笔画排序）

马　伟	马世堂	马灵珍	马陶陶	方艳夕
方清影	王　汀	王　茜	王存琴	包淑云
申传濮	任小松	刘　东	刘汉珍	刘劲松
刘超祥	刘耀武	华　芳	安凤霞	年四辉
朱　惠	朱月健	朱富成	汝燕涛	许　燕
闫　攀	何　宁	何宝佳	吴　飞	宋　珏
宋向文	张　伟	张艳华	张晴晴	李　军
李　芳	李丽华	李耀亭	杨青山	沈　悦
陆松侠	陆维丽	陈　浩	陈乃东	陈艳君
周凌云	朋汤义	郑峙澐	施伶俐	查良平
胡婷婷	赵玉姣	郭伟娜	顾晶晶	黄　琪
储姗姗	储晓琴	彭　灿	彭华胜	程　翔
程铭恩	谢　晋	谢冬梅	窦金凤	戴　军

普通高等学校"十三五"省级规划教材

中药学实验教学系列教材

中药鉴定学
实验指导

主　审　方成武（安徽中医药大学）

主　编　谢冬梅（安徽中医药大学）

副主编　马陶陶（安徽医科大学）

　　　　年四辉（皖南医学院）

编　委　（按姓氏拼音排序）

　　　　程　翔（亳州职业技术学院）

　　　　韩荣春（安徽中医药大学）

　　　　李　军（安徽省亳州市食品药品检验中心）

　　　　刘汉珍（安徽科技学院）

　　　　刘耀武（亳州职业技术学院）

　　　　任小松（安徽广和中药股份有限公司）

　　　　汝燕涛（安徽省亳州市市场监督管理局）

　　　　宋向文（皖西学院）

　　　　闫　攀（亳州学院）

　　　　杨青山（安徽中医药大学）

　　　　张艳华（皖南医学院）

　　　　朱月健（安徽济人医药集团普仁中药饮片有限公司）

中国科学技术大学出版社

内 容 简 介

本书为普通高等学校"十三五"省级规划教材之一。内容均结合中药质量的真伪优劣鉴别的理论与技能要求而选择,包括中药鉴定基本方法与实验技术、中药鉴定基础性实验、中药鉴定综合性实验和中药鉴定设计性实验四部分,可为不同院校中药鉴定学实验教学计划的调整提供参考。

本书可作为医药院校、综合性院校中药学类专业的教材,也可作为医药行业工作者、中药鉴定相关考试与培训的参考用书。

图书在版编目(CIP)数据

中药鉴定学实验指导/谢冬梅主编. —合肥:中国科学技术大学出版社,2020.8
(中药学实验教学系列教材)
ISBN 978-7-312-04957-6

Ⅰ. 中⋯　Ⅱ. 谢⋯　Ⅲ. 中药鉴定学—实验—教材　Ⅳ. R282.5-33

中国版本图书馆 CIP 数据核字(2020)第 074195 号

ZHONGYAO JIANDING XUE SHIYAN ZHIDAO

出版	中国科学技术大学出版社
	安徽省合肥市金寨路 96 号,230026
	http://press.ustc.edu.cn
	https://zgkxjsdxcbs.tmall.com
印刷	安徽国文彩印有限公司
发行	中国科学技术大学出版社
经销	全国新华书店
开本	710 mm×1000 mm　1/16
印张	12.25
字数	247 千
版次	2020 年 8 月第 1 版
印次	2020 年 8 月第 1 次印刷
定价	36.00 元

序

中药学是实践特色突出的学科门类,坚持以立德树人为根本任务,"科学思维与中医药思维"并重和"传承有特色、创新有基础、服务有能力"是中药学专业人才培养理念与目标。实验教学是中药学专业人才培养的重要组成部分,是实现教学理论与实践紧密结合,培养学生中医药思维、提升创新意识、提高中药技能和综合运用能力的必要手段和不可或缺的主要环节。

实验教材作为实验教学内容与方法的信息载体,是开展实验教学的基本依据,是深入教学改革和保障教学质量的重要基础,也是教学改革和科研成果的固化。教材建设并不是单项行为,在学科、专业、课程、教材一体化体系中,它是人才培养目标实现的重要支撑;同时,教材具有鲜明的与时俱进的时代性,是不同历史阶段保障"为谁培养人""培养什么人""怎么培养人"的核心教学资源。

当前,中医药高等教育正由规模化向内涵式发展转变,安徽中医药大学在四十载中药学专业人才培养实践中,以立德树人为根本,立足"北华佗,南新安"的中医药辉煌历史和种类丰富的中药资源特色,面向地方中医药产业发展需求,持续不断进行教育教学改革,逐步形成了"能识药、能制药、能用药、能评药、能创药"的五种专业能力培养目标,以及具有创新性的应用型高素质中药人才培养模式,并在省内产生了较为广泛的辐射示范效应。但是,与之相应的、与"专业五能"培养相关的实验教材相对缺乏。

因此,本套安徽省规划教材——"中药学实验教学系列教材"的编写具有重要的现实意义。首先,该系列教材的出版与中药学"专业五能"的培养紧密联系,它囊括了中药学专业核心实验课程教材——《药用植物学显微实验》《中药鉴定学实验》《中药化学实验》《中药药剂学实验》《中药炮制学实验》《生物药剂学与药物动力学实验》，及时满足了新时期"专业五能"实践能力培养的迫切需求；其次，该系列教材的编写，凝聚了安徽省各高校中药学专业骨干教师的共同智慧和经验，在此过程中各位老师碰撞出了思想火花、凝聚了共识，形成了"老中青"相结合的编写队伍，有力提升了师资队伍水平。最后，该系列教材强调中药传统技能的传承，培养学生的综合能力与创新思维，融入新的实验方法和技术，为凸显地方特色、培养符合地方实际需求的中药专业人才、巩固安徽中药人才培养改革成果提供有力支撑。

　　故愿应邀作序，祝愿该系列教材成为打造安徽中药学专业实验教学特色的有力抓手！祝愿中药学人才"专业能力"培养能够立足内涵、面向中药产业和行业取得更大的进步，为安徽中药学专业人才的高质量发展做出贡献！

彭代银

2019 年 12 月

前　　言

本书是安徽省医药高等院校中药学专业本科实验教材,根据中药学专业本科人才培养的目标定位,以有利于提高中药鉴定学基本技能,有利于培养学生运用知识理论分析和解决中药生产实际中的真伪优劣鉴定问题的能力为目标,以更好地服务于高等教育实验教学改革为指导思想。

依据全国中医药行业高等教育"十三五"规划教材《中药鉴定学》的内容框架和新版执业药师大纲中对中药鉴定能力的要求,制定了本教材的编写大纲,确定总的编写原则和体例,并由安徽省七所高等院校一线教师和中药生产、质检、临床使用单位中药鉴定工作一线的专业人员共同编写完成。

本教材共分为四章:第一章为"中药鉴定基本方法与实验技术",介绍学生必须掌握的实验基础理论,主要从理论实验技术角度使学生进一步巩固和掌握中药鉴定的方法、程序、操作要求等;第二章为"中药鉴定基础性实验",可锻炼学生的基本实验技能;第三章为"中药鉴定综合性实验",属综合技能的应用;第四章为"中药鉴定设计性实验",为综合能力提升部分。共17个基本技能培养性的验证性实验、7个素质拓展综合性实验以及2个能力提升综合设计性实验。学生通过加强基本技能的训练,可使其操作规范、准确,结论正确、可信;同时,体现继承与创新,培养学生综合运用中药鉴定学知识与方法技术开展中药质量真伪优劣评价的能力。另外,附录部分介绍了最新中药质量评价方法,如微性状鉴别法、指纹(特征)图谱评价技术、中药 DNA 分子鉴定技术等,体现前沿性,可拓宽学生知识面,提高技能。此外,鉴于中药鉴定实际工作的特点,附录部分还给出中药材常见经验鉴别术语、实验课中普通数码显微镜下学生拍摄的 22 种中药材(含中成药二妙丸)粉末的显微鉴定图和对应简图,以及常见微性状鉴定的应用案例供参考。

    本教材主要供开设中药鉴定学实验的普通高等医药院校中药学、中药资源与开发、中药栽培与鉴定、中药制药及相关专业作为教材使用；本教材由于在编写内容上进行了一些探索性的尝试，故也可作为从事中药各类工作的专业人员及中医药爱好者必备的参考书。

    由于编者水平有限，加之编写时间仓促，教材中难免存在缺点和不当之处，敬请读者在使用过程中及时提出宝贵意见，以便不断修订和完善。

编　者

2020 年 1 月

目　　录

序 ……………………………………………………………………（ⅰ）

前言 ………………………………………………………………（ⅲ）

第一章　中药鉴定基本方法与实验技术 ……………………（ 1 ）

　第一节　中药鉴定的依据和程序 …………………………（ 1 ）

　第二节　中药鉴定的基本方法与技术 ……………………（ 3 ）

第二章　中药鉴定基础性实验 ………………………………（ 14 ）

　第一节　常见中药的性状及显微鉴别 ……………………（ 14 ）

　　实验一　根及根茎类中药的鉴别（一）…………………（ 14 ）

　　实验二　根及根茎类中药的鉴别（二）…………………（ 23 ）

　　实验三　根及根茎类中药的鉴别（三）…………………（ 34 ）

　　实验四　根及根茎类中药的鉴别（四）…………………（ 44 ）

　　实验五　茎木类及皮类中药的鉴别 ……………………（ 54 ）

　　实验六　叶类及花类中药的鉴别 ………………………（ 64 ）

　　实验七　果实种子类中药的鉴别（一）…………………（ 72 ）

　　实验八　果实种子类中药的鉴别（二）…………………（ 80 ）

　　实验九　全草类中药的鉴别 ……………………………（ 89 ）

　　实验十　藻菌地衣、树脂及其他类中药的鉴别 ………（ 98 ）

　　实验十一　动物类中药的鉴别 …………………………（ 105 ）

　　实验十二　矿物类中药的鉴别 …………………………（ 115 ）

　　实验十三　中成药的鉴别 ………………………………（ 118 ）

　第二节　易混淆中药材及饮片的性状鉴别 ………………（ 120 ）

　　实验一　根及根茎类易混淆品的鉴别 …………………（ 120 ）

实验二　茎木类、皮类与叶类易混淆品的鉴别 ……………………………（124）

实验三　花类、果实与种子类易混淆中药材的鉴别 …………………………（126）

实验四　全草类、树脂类及动物类易混淆中药材的鉴别 ……………………（130）

第三章　中药鉴定综合性实验 ………………………………………………（132）

第一节　中药质量优劣的评价 …………………………………………………（132）

实验一　水分、灰分和浸出物的测定 …………………………………………（132）

实验二　霉变中药材的微性状鉴别 ……………………………………………（134）

第二节　具特异型细胞的比较鉴别 ……………………………………………（135）

实验一　特异型薄壁细胞的观察 ………………………………………………（135）

实验二　不同形态草酸钙晶体的观察 …………………………………………（136）

实验三　不同形态石细胞的观察 ………………………………………………（138）

第三节　未知中药材的鉴定 ……………………………………………………（139）

实验一　未知中药材混合粉末的鉴定 …………………………………………（139）

实验二　未知中药材或饮片的鉴定 ……………………………………………（141）

第四章　中药鉴定设计性实验 ………………………………………………（143）

实验一　三七粉中一种未知掺伪品的鉴别 ……………………………………（143）

实验二　易混淆中药材金银花与山银花的系统鉴别 …………………………（144）

附录一　中药传统经验鉴别术语 ……………………………………………（146）

附录二　中药粉末显微鉴别简图 ……………………………………………（155）

附录三　中药粉末显微鉴别特征图 …………………………………………（166）

附录四　中药微性状鉴定法的应用案例 ……………………………………（174）

参考文献 ………………………………………………………………………（183）

第一章　中药鉴定基本方法与实验技术

中药鉴定学是鉴定和研究中药的品种和质量、制定中药标准、寻找和扩大新药源的应用学科。中药鉴定的基本知识与技术是在长期的实践中产生和发展起来的,常用的鉴定方法有:来源鉴定、性状鉴定、显微鉴定、理化鉴定和生物鉴定等。学生通过学习,应掌握应用植(动、矿)物的分类学知识和相关工具书的使用,对中药的来源植(动、矿)物、药用部位进行来源鉴定;通过眼观、手摸、鼻闻、口尝、水试、火试等简单、快速的性状鉴别法鉴定中药的真伪优劣;熟练掌握各种显微镜的使用方法,对中药进行显微鉴别,熟悉利用物理的、化学的、仪器分析的实验技术开展中药真伪和品质优劣的理化鉴别,熟悉利用现代生物鉴定技术尤其是分子鉴定技术开展中药品质的鉴定;同时掌握中药质量的一般品质检查和安全性检查方法与技术,学会使用多种鉴别方法开展中药真伪优劣的系统检测与评价工作。

第一节　中药鉴定的依据和程序

一、中药鉴定的依据

(一)国家药品标准

1.《中华人民共和国药典》(简称《中国药典》)

《中国药典》是国家对药品质量标准及检验方法所做的规定,是全国的药品生产、供应、使用、检验和管理等单位都必须遵照执行的法定依据。一经颁布实施,其同品种的上版标准或其原国家标准即停止使用。

2.《中华人民共和国卫生部药品标准》(简称《部颁药品标准》)

《部颁药品标准》补充同时期《中国药典》中尚未收载的品种和内容,也是必须遵照执行的法定药品标准。与中药材相关的主要有中药材部颁标准和进口药材部颁标准,如《儿茶等43种进口药材质量标准》等。

（二）地方药品标准

1. 各省、自治区、直辖市中药材标准

收载的多为国家药品标准未收载而各省、自治区或直辖市因地区性习惯使用的中药材，该地区的药品生产、供应、使用、检验和管理等单位必须遵照执行，而对其他省份无法定约束力，但可作为参照执行的标准。

2. 各省、自治区、直辖市中药炮制规范

按药品管理法规定，中药饮片的鉴定必须按照国家药品标准执行，国家药品标准没有规定的，必须按照省、自治区、直辖市人民政府药品监督管理部门制定的地方炮制规范执行。

二、中药鉴定的基本程序

中药鉴定就是依据《中国药典》等药品标准，对样品的"真伪优劣"进行评价和鉴定的。中药鉴定的一般程序包括样品登记、取样、鉴定及撰写鉴定报告。

1. 样品登记

取样前，应进行样品登记。检查品名、产地、规格等级及包件式样是否一致，检查包装的完整性、清洁程度以及有无水迹、霉变或其他物质污染等情况，详细记录。凡有异常情况的包件，应单独检验并拍照。

2. 取样

（1）从同批药材包件中抽取检定用样品，原则如下：

药材总包件数为 5～99 件的，取样 5 件；100～1000 件的，按 5% 取样；超过 1000 件的，超过部分按 1% 取样；不足 5 件的，逐件取样；贵重药材，不论包件多少均逐件取样。

（2）对破碎的、粉末状的或大小在 1 cm 以下的药材，可用采样器（探子）抽取样品，每一包件至少在不同部位抽取 2 份样品，包件少的抽取总量应不少于实验用量的 3 倍；包件多的，每一包件的取样量一般按下列规定：一般药材为 100～500 g；粉末状药材为 25～50 g；贵重药材为 5～10 g；个体大的药材，根据实际情况抽取代表性的样品，如药材的个体较大，可在包件不同部位（包件大的应从自表面 10 cm 以内的深处）分别抽取。

（3）将所取样品混合拌匀，即为总样品。对个体较小的药材，应摊成正方形；依对角线划"X"，使之分为四等份，取对角两份；再如上操作，反复数次至最后剩余的量足够完成所有必要的试验以及留样数为止，此为平均样品。对个体大的药材，可用其他适当方法取平均样品。平均样品的量一般不得少于实验所需量的 3 倍，即 1/3 供实验室分析用,1/3 供复核用,其余 1/3 则留样保存,保存期至少 1 年。

3. 鉴定

依据标准规定按以下项目进行鉴定:

(1)来源:考查其原植物(动物、矿物等)及其药用部位是否与标准规定相符。

(2)性状:与药品标准中描述的特征是否一致。

(3)鉴别:包括显微鉴别、理化鉴别、生物鉴别,与标准描述或结果是否一致。

(4)检查:包括杂质、水分、灰分及 SO_2 限量、重金属及有害元素、农药残留、黄曲霉毒素等相关药品安全性的检测,是否与标准规定一致。

(5)浸出物:包括水溶性浸出物或醇溶性浸出物等项目的检测,是否与标准规定一致。

(6)含量测定:主要用于有效成分、指标性成分或专属性成分已明确的药材的品质鉴定,根据测定方法和结果判断是否与标准一致。

4. 撰写鉴定报告

完整、准确地记录实验过程中的数据、现象及结果,并综合各鉴定项目的结果得出鉴定结论,详细、真实地撰写实验鉴定报告。

第二节　中药鉴定的基本方法与技术

中药鉴定的样品复杂,不仅包括完整的中药材,也有饮片、粉末和中成药。不同的鉴定方法有其独特优势、适用对象和范围。

一、中药鉴定的基本方法

(一)来源鉴定

来源鉴定是应用植物学、动物学和矿物学分类知识,对中药的来源进行鉴定,确定其正确的学名,以保证在应用中品种准确无误。

植物类中药的来源鉴定是通过观察来源药用植物的根、茎、叶、花、果实、种子等的不同部位特征进行鉴定,尤其是对花、果实、种子、孢子、子实体等繁殖器官的解剖,可利用放大镜或解剖镜仔细观察,并参阅有关植物分类学专著,必要时可到标本室核对标本,或到实地采集标本进行对照鉴别。一些植物的根、茎、叶,会受生长环境或栽培技术的影响,其形态可能发生较大的改变,如采用扦插法栽培的防风,根粗大,多分枝,似当归,完全失去了防风原有的形态,进行鉴定时应引起注意。必要时还应了解被鉴定样品的产地、生境、效用等信息资料,综合分析对照,以利于正确判断品种。

动物类中药的鉴定步骤与植物类的来源鉴定类同,需要依据动物分类学基本知识和标本进行鉴定。

矿物类中药则运用矿物学的知识进行分类鉴定。

(二) 性状鉴定

药材的性状是指药材的形状、大小、色泽、表面特征、质地、断面(包括折断面和切断面)特征及气味等。不同的药材都有其特有的性状,利用感官,仔细辨认,能够较快地鉴别药材的真伪,此法简便、易行。

1. 形状

形状指干燥药材的形态。观察时一般不需要预处理,如观察较皱缩的全草、叶或花类,可先浸湿使其软化,展平。

2. 大小

大小指药材的长短、粗细(直径)和厚度等,测量时多用毫米刻度尺。如对于细小的种子,可放在有毫米方格线的纸上,每 10 粒种子为一组,紧密排列成一行,测量后求其平均值。

3. 色泽

一般应在日光灯下或自然光下观察。如用两种色调复合描述色泽时,以后一种色调为主,如黄棕色,以棕色为主。药材的色泽不但有助于鉴别真伪,其色泽的深浅有时也可反映其质量的优劣,如紫草,深紫色的紫草素含量较高。

4. 表面特征

直接观察,或借助于放大镜观察。叶、花或草类药材因皱缩不易观察者,可水浸使其舒张开后观察,但应注意不可把表面的附属物处理掉,如毛茸、蜡被等。观察表面特征时,特别是附属物,要注意其颜色、形状、纹理、分布等特点,必要时可对光透视。

5. 质地

质地指药材的软硬、坚韧度、疏松度、致密度、黏性或粉性等。软硬、坚韧度多凭手的感觉而定,疏松度、致密度、黏性、粉性等靠眼睛仔细观察。

6. 断面特征

断面特征包括折断时的现象和横切面的纹理特征。应注意样品是否易折断,折断时有无粉尘,折断时的现象和折断面的纹理。若纹理不易观察,可用刀削平整后进行观察,必要时可将样品切面湿润后使一些特征显示得更清楚,再进行观察。

如各类贯众叶柄残基横切面分体中柱的数目和排列情况的观察。

7. 气味

一般可直接用鼻闻或口尝。有些药材气味较弱,常采用折断或搓揉的方法,也有的需用热水湿润后才能闻到,还有些药材的味感需热水泡后尝浸出液才能辨别。有毒药材如需尝味,尝后应立即漱口,防止中毒。

8. 水试

将药材浸泡到一定量的水中,观察其形态变化、沉或浮、水的颜色变化及出现的现象等。有些药材需加热后观察,如菟丝子的"吐丝"现象。

9. 火试

将药材加热或燃烧,观察产生的现象。如火上燃烧海金沙,有爆鸣声且有闪光;血竭于滤纸上烘烤,熔融,呈血红色。

(三) 显微鉴定

显微鉴定是利用显微镜(包括生物显微镜、偏光显微镜、扫描电镜等)观察药材的组织切片、粉末、解离组织或表面制片及成方制剂中药材的组织、细胞或内含物等特征的一种方法。鉴别时选择有代表性的样品,根据鉴定目的,制成合适的标本片进行观察,并将观察到的特征绘制成图或制作成显微摄影图。

1. 显微制片技术

根据鉴定对象和目的的不同,常选用徒手制片法、滑走制片法、冰冻切片法、石蜡制片法等方法来制备各种显微制片。根据制作方法和保存时间的不同,可分为临时制片、半永久性制片和永久性制片三大类。徒手制片法主要用于临时切片,操作简单、快速、实用;滑走制片法是利用滑走切片机进行切片,适合切制木质的根和茎等坚硬材料;冰冻切片法主要用于动物药、新鲜的植物药或幼嫩组织的切片;石蜡制片法是以石蜡作为支持剂的切片方法。

对不同的鉴定材料选用的显微鉴定方法也不同,根据观察目的和对被检品采取制片方法的不同,显微制片分为横切片或纵切片、粉末片、表面片、解离组织片、磨片等。横切片和纵切片主要用于观察药材的组织构造特征,观察时应自外向内仔细观察各组织分布的位置、细胞特点、细胞内含物的类型及分布状况,然后总结其共同点和不同点,找出鉴定材料的特征。一般多观察横切片,但下列情况下需制作纵切片进行观察确证:油室和油管的区分、针晶和砂晶的区分、间隙腺毛和薄壁细胞的区分。如茜草的薄壁细胞有的含针晶束,其针晶束和根的长轴平行,横切片观察时似砂晶,纵切片观察时针晶的特征很明显;广藿香具有间隙腺毛,只有采用纵切片才能清楚地辨别。

粉末片主要用于观察组织碎片、细胞、内含物等特征;表面片主要用于观察叶、花、全草、果实和种子等的表面特征;解离组织片主要用于观察细胞的完整形态;磨片用于观察骨类、贝壳类及矿石等坚硬中药的显微特征。

（1）徒手制片

基本操作:① 取材、固定与切片:经软化处理后,将药材切成长 2～3 cm 的小段,用拇指、食指和中指夹住材料,下端用无名指托住,另一手持刀片,自左向右移动手腕,牵曳切片,动作要轻而快,力求切片薄而完整。操作时的材料断面与刀口需经常用水润湿,对于叶片或柔软的材料,需用稍微坚固而易切的物体如塑料泡沫等将小段材料夹住后再进行切片。② 装片:将切好的薄片,用毛笔小心地移到盛有清水的培养皿中浸泡,取载玻片滴加稀甘油,用镊子或毛笔将切片移于其上,再滴加一滴稀甘油,加上盖玻片后观察。也可将薄片滴加水合氯醛加热透化,然后再滴加稀甘油封藏,加盖玻片时,应尽量避免产生气泡。

（2）粉末制片

一般药材经粉碎、过筛(50～80 目)后制片,对特别坚硬的药材,可用锉刀搓成粉末,主要鉴别细胞和细胞内含物的形态特征。

基本操作:取粉末少量,置于载玻片上。① 滴加 1～2 滴蒸馏水、稀甘油或甘油醋酸试液,加上盖玻片,置显微镜下观察,主要用于观察细胞中的不溶性物质,如淀粉粒、脂肪油滴、色素颗粒等;② 观察细胞的形态特征时,应滴加 1～2 滴水合氯醛加热透化(除去细胞中的淀粉、油脂等,从而使细胞的形态更加清晰),然后应滴加 1～2 滴稀甘油,盖上盖玻片装片,擦干净溢出的液体后置于显微镜下观察;如果要观察细胞中的菊糖,可以滴加水合氯醛(注:不加热)直接装片,置于显微镜下观察。

（3）表面制片

多用于叶片、果实和草本植物茎表皮组织的观察,主要注意表皮细胞的形态、气孔的类型、茸毛的特征及着生状态。

基本操作:将材料用水润湿后,用镊子夹住叶片或果实等的表面,轻轻撕去表皮层,置于载玻片上,加适宜的试液制片,注意使药用部位上表面朝上方,置于显微镜下观察。

（4）解离组织片

为观察细胞的完整形态,尤其是纤维、石细胞、导管、管胞等彼此不易分离的组织,需利用化学试剂使组织中各细胞之间的胞间质溶解,使细胞分离。如果样品中薄壁组织占大部分,木化组织少或者分散存在,可用氢氧化钾法;如果样品坚硬,木化组织较多或集聚成大的群束,可用硝酸-铬酸法或氯酸钾法,在解离前,应先将样品切成宽或厚约 2 mm 的小条或片。

① 氢氧化钾法:适用于柔软的植物材料。将切制好的样品置于试管中,加5%氢氧化钾溶液适量,加热至用玻璃棒挤压能离散即可,倾去碱液,加水洗涤至中性,取出少量置于载玻片上,用解剖针撕开,取所需部位以稀甘油装片观察。

氢氧化钾溶液能逐渐除去细胞中的淀粉、蛋白质、油脂及色素;其作用较水合氯醛强,并能使细胞膨胀,作用时间较长时,能使纤维性组织解离,并可引起薄壁细胞的破坏和变形,所以加热处理时间不宜太长。

② 硝酸-铬酸法:适用于木质化组织,如茎木类、根类、树皮等。将切制好的样品置于试管中,加10%硝酸与10%铬酸的等量混合液,用量约为样品的20倍体积,放入样品浸渍,视材料的性质,时间一般为1~2日或更长,至用玻璃棒挤压能离散即可,倾去酸液,加水洗涤至中性,取出少量置载玻片上,用解剖针撕开,以稀甘油装片观察。

注意硝酸和铬酸均为强氧化剂,解离速度快,若解离柔软、较嫩的材料,应注意掌握时间;该法解离的材料中的草酸钙结晶、碳酸钙结晶及淀粉粒、脂肪油等均已消失。

③ 氯酸钾法:适用于坚硬的材料,如茎木类及某些果实、种子坚硬的果实、种皮等。将切制好的样品置于试管中,加硝酸溶液(1→2,取1 mL硝酸加水稀释成2 mL)及氯酸钾少量,缓缓加热,待产生的气泡减少时,再及时加入少量氯酸钾,以维持气泡稳定地产生,至用玻璃棒挤压能离散即可,倾去酸液,加水洗涤数次后,取出少量置于载玻片上,用解剖针撕开,以稀甘油装片观察。

注意本法制片需在通风处进行,以防氯气中毒。

（5）石蜡制片法

本法以石蜡为支持剂包埋材料,用切片机切片,可制成极薄的连续片,适合研究工作及制作教学用片。进行细胞学研究时,一般切成3~8 μm;进行组织学研究时,多切成8~15 μm。制作的切片可以长期保存。本法操作步骤较多,要求精细,否则会引起细胞变形或有些细胞内含物失去。

2. 显微化学鉴定

（1）细胞壁性质的鉴定

① 木质化细胞壁:加间苯三酚试液1~2滴,稍放置,再加盐酸1滴,因木质化程度不同,显红色或紫红色。

② 木栓化或角质化细胞壁:加苏丹Ⅲ试液,稍微放置或者微加热,显橘红色至红色。

③ 纤维素细胞壁:加氯化锌碘试液,或先加碘试液,湿润后,稍微放置,再加硫酸溶液(33→50,取33 mL硫酸加水稀释至50 mL),显蓝色或紫色。

④ 硅质化细胞壁:加硫酸无变化。

（2）细胞内含物性质的鉴定

① 淀粉粒：加碘试液，显蓝色或紫色；用甘油醋酸试液装片，置于偏光显微镜下观察，未糊化的淀粉粒显偏光现象，已糊化的淀粉粒无偏光现象。

② 糊粉粒：加碘试液，显棕色或黄棕色；加硝酸汞试液，显砖红色（若材料中有较多脂肪油，宜先用乙醚或石油醚脱脂，再进行试验）。

③ 脂肪油、挥发油或树脂：加苏丹Ⅲ试液，显橘红色、红色或紫红色，加 90% 乙醇，脂肪油不溶解，挥发油则溶解。

④ 菊糖：加 10% α-萘酚乙醇溶液，再加硫酸，显紫红色，并很快溶解。

⑤ 黏液：加钌红试液，显红色。

⑥ 草酸钙结晶：加稀醋酸不溶解，加稀盐酸溶解而无气泡产生；加硫酸溶液（1→2，取硫酸 1 mL 加水稀释至 2 mL），逐渐溶解，片刻后析出针状的硫酸钙结晶。

⑦ 碳酸钙结晶（钟乳体）：加稀盐酸溶解，同时有气泡产生。

⑧ 硅质：加硫酸不溶解。

（3）组织内所含化学成分的鉴定

将材料切片或取粉末滴加试剂后置于显微镜下观察，也可将提取液滴加试剂后，置于显微镜下观察。如丁香花萼横切片，滴加 3% 氢氧化钠的氯化钠饱和溶液 1 滴，加盖玻片，油室内可见簇状细针形丁香酚钠结晶；黄连粉末置于载玻片上，滴加乙醇后即可加新配制的 30% 硝酸溶液 1 滴，加盖玻片，放置片刻即可见针形簇状硝酸小檗碱结晶；槟榔的酸性水提取液滴于载玻片上，加碘化铋钾试液 1 滴，置于显微镜下可见到石榴红色的球晶或方晶。

3．由粉末制成的成方制剂的鉴别

散剂按粉末制片法制片观察；丸剂、片剂等可取 2～3 丸（片）研细后，取少量样品，滴加一定的试液，搅拌均匀，使黏结的细胞、组织散离，再按粉末特征进行鉴别；蜜丸可直接挑取少量样品制片，或用热水洗脱蜜后制片观察。

4．显微镜使用方法及注意事项

使用显微镜时，应注意"两先两后"，即先低倍镜，后高倍镜，先粗调，后微调。操作时，应徐徐将物镜下降，至几乎接近盖玻片，然后再徐徐提升，注意寻找目标；应先用低倍镜对物体进行全面观察，如需再对某一特定的部分做进一步较详细的观察，则必须先把该部分移至视野中心，再换用高倍镜进行观察。调节焦距，至成像清晰；由于物体本身具有一定的厚度与不同的透明度，故观察过程中，需不断轻微调节小调节器，同时应按照物体的透明度，适当调节聚光器或虹彩光圈，以便对物体的结构有清晰完整的认识。观察完毕后，必须把物镜转移至光路外，取下标本片，使显微镜恢复至非工作状态后放回原处。

5．数码显微成像技术

数码显微成像技术是将电荷耦合器件（charge couple device，CCD）直接安装在显微镜上,将显微镜下看到的图像转变为数字信号输出,通过相关的计算机图像采集软件直接显示在计算机显示器上,使显微镜中观察的图像即时生成,方便存储、编辑。

（1）数码显微成像系统的使用

打开电脑及数码显微镜电源,将制备好的切片置于显微镜下观察,"先低倍镜,后高倍镜,先粗调,后微调";发现组织细胞后打开成像软件,于图像预览窗口调节显微镜焦距,使之预览到较清晰的图像,必要时调节白平衡,精确调节显微镜使图像达到清晰的状态;调节软件的亮度和对比度使之达到最佳显示效果;选择自动曝光或手动设定曝光时间拍照,保存文件。

（2）图像的保存和编辑

图像应以. gif 或. bmp 格式保存。如果预览图像的色彩与显微镜下观察到的不一致,可以通过 RGB 来调节,但是 RGB 的调节范围不可过大,否则会使图像颜色失真;根据显微镜的放大倍数,图像保存前应加注必要的标尺。为了形成完整的组织结构图或粉末图,通常需要用图像编辑软件对图像进行裁剪、拼接等处理。对图像进行修饰的过程中,要遵循真实的原则,不得对细胞及组织的形状进行修改,要客观地反映药材切面上各组织之间的比例、分布样式以及组织中细胞的排列方式、局部特征或粉末特征。

（四）理化鉴定

理化鉴定是指用化学或物理的方法,对药材中所含某些化学成分进行的鉴定实验,以鉴定药材的真伪、纯度和质量的优劣。理化鉴定常见方法如下:

1. 微量升华法

药材中有些成分,在一定的温度下可以升华凝聚成一定的结晶体。如大黄粉末的升华物,低温时呈黄色针状结晶,高温时呈片状和羽状结晶,且黄色结晶体遇氢氧化钾试液溶解,呈红色。

2. 荧光法

中药材中的某些化学成分,能在常光或紫外光下产生荧光现象。将（经酸、碱处理后）药材（包括断面、浸出物）置于紫外灯下约 10 cm 处观察所产生的荧光。除另有规定外,紫外光灯的波长为 365 nm。如黄连饮片在紫外灯下显金黄色荧光,木质部尤为显著;浙贝母粉末显亮淡绿色荧光;秦皮的水浸液在常光下显淡蓝色荧光;芦荟水溶液需加硼砂共热才显绿色荧光。此外,可利用荧光显微镜鉴别药材,如显微镜下可见苍术粉末中少数颗粒显海天蓝色荧光;白术粉末显芒果黄色,少数颗粒呈初熟杏黄色荧光。而药材表面如附有地衣或有某些霉菌和霉菌素,也会有荧光现象,应注意区别。

3．显色反应

药材中的某些化学成分与一定的试剂产生颜色反应。可以用药材的切片或粉末直接进行，如将番木鳖横剖开，于剖面上滴加 1‰钒酸铵的硫酸溶液，胚乳部分即显紫色（示番木鳖碱，即士的宁）。也可用提取液进行，如知母乙醇提取液于水浴上蒸干，残渣加浓硫酸 2 滴，初显黄色，继而变红色、紫堇色，最后呈棕色（示甾体化合物）。

4．沉淀反应

药材中的某些成分，特别是含生物碱类的成分，与某些试剂发生不同颜色的沉淀反应，如延胡索稀醋酸提取液，加碘化汞钾试液，产生淡黄色沉淀（生物碱）；地榆乙醇提取液，用氨试液调 pH 至 8～9，即有沉淀产生，将沉淀物溶于水，滴加 1‰三氯化铁试液，则呈蓝黑色（鞣质）。

5．薄层色谱法

薄层色谱法是将供试品溶液点于薄层板上，在展开容器内用展开剂展开，使供试品所含成分分离，所得色谱图与适宜的标准物质按同法所得的色谱图进行对比，亦可用薄层色谱扫描仪进行扫描，主要用于鉴别、检查或含量测定。薄层板按固定相种类分为硅胶薄层板、键合硅胶板、微晶纤维素薄层板、聚酰胺薄层板、氧化铝薄层板等。固定相中可加入黏合剂、荧光剂。硅胶薄层板常用的有硅胶 G、硅胶 GF_{254}、硅胶 H、硅胶 HF_{254}；点样器一般采用微升毛细管或手动、半自动、全自动点样器材；点样一般为圆点状或窄细的条带状，点样基线离底边 10～15 mm，高效板基线一般离底边 8～10 mm，圆点状直径一般不大于 4 mm，高效板一般不大于 2 mm；接触点样时注意勿损伤薄层表面，条带宽度一般为 5～10 mm，高效板条带宽度一般为 4～8 mm，可用专用半自动或自动点样器械喷雾法点样；点间距离可视斑点扩散情况以相邻斑点互不干扰为宜，一般不小于 8 mm，高效板上供试品间隔不小于 5 mm。

下面简单介绍薄层色谱设备的组成。展开容器：上行展开一般可用适合薄层板大小的专用平底或双槽展开缸，展开时须能密闭。水平展开用专用的水平展开槽；将点好供试品的薄层板放入展开缸中，浸入展开剂的深度以距原点 5 mm 为宜，密闭。除另有规定外，一般上行展开 8～15 cm，高效薄层板上行展开 5～8 cm。溶剂前沿达到规定的展距，取出薄层板，晾干，待检测。展开前如需要溶剂蒸气预平衡，可在展开缸中加入适量的展开剂，密闭，一般保持 15～30 min。溶剂蒸气预平衡后，应迅速放入载有供试品的薄层板，立即密闭，展开。显色装置：喷雾显色应使用玻璃喷雾瓶或专用喷雾器，要求用压缩气体使显色剂呈均匀细雾状喷出；浸渍显色可用专用玻璃器械或用适宜的展开缸代用；蒸气熏蒸显色可用双槽展开缸或适宜大小的干燥器替代。检视装置：一般为装有可见光、254 nm 及 365 nm 紫外光光源及相应滤光片的暗箱，可附加摄像设备供拍摄图像用。暗箱内光源应有足够的光照度。薄层色谱扫描仪：指用一定波长的光对薄层板上有吸收的斑点或经激发后能发射出荧光的斑点进行扫描，将扫描得到的谱图和积分数据用于物质定性或定量的分析仪器。

理化鉴别中按各品种项下规定的方法，制备供试品溶液和对照标准溶液，在同一薄层板上点样、展开与检视，供试品色谱图中所显斑点的位置和颜色（或荧光）应与标准物质色谱图的斑点一致。必要时化学药品可采用供试品溶液与对照标准溶液混合点样、展开，与标准物质相应斑点应为单一、紧密的斑点。

二、中药材鉴定的其他技术

中药材的准确鉴定是中医药事业运行和发展的基本环节，一直备受关注。随着科学技术的不断发展完善，各种新技术、新方法充分应用于中药材鉴定之中，包括 DNA 分子鉴定技术、蛋白质标记技术、化学鉴定技术等。此外，随着计算机技术和仿生技术等的发展，性状显微鉴定新技术也不断发展。

（一）DNA 分子鉴定技术

DNA 分子鉴定技术依靠反映生物个体、居群或物种基因组中具有差异特征的 DNA 片段来鉴定，不受环境饰变影响及经验的限制，在中药材品种鉴定上具有一定优越性。中药 DNA 分子鉴定经历了以 RFLP、RAPD 和 DNA 条形码（barcoding）技术为代表的 3 个阶段，形成了基于分子杂交信号、PCR 扩增指纹、核酸序列分析的三大 DNA 鉴定技术体系。DNA 条形码技术通过筛选确定通用条形码，建立条形码数据库和鉴定平台，通过生物信息学分析方法分析比对 DNA 数据，进而对物种进行鉴定，已成为物种鉴定和分类的研究热点。

而随机和简单限定引物的 PCR 标记技术不需要知道研究对象的 DNA 信息，采用随机引物对模板 DNA 进行扩增，如 RAPD、AP-PCR 等；也可对引物进行简单限定，如 AFLP、ISSR、DALP、SRAP、TRAP 等，主要通过特异条带法和聚类分析法来实现中药材的鉴定。

特定引物的 PCR 标记技术需要事先知道研究对象的 DNA 序列信息。如 SCAR 是根据 RAPD、AFLP、ISSR 等方法得到的差异条带，进行测序，设计引物，获得特异鉴别条带；SSR 是依据已知研究对象简单重复序列类型以及两侧序列，用两侧序列作为引物，扩增其重复序列，根据不同对象不同的重复次数获得不同长度的条带进行鉴定；位点特异性 PCR 鉴定是对已知待鉴别中药与混伪品的基因序列进行比对分析，确定正品的特异性变异位点，引物设计时将该位点互补碱基设计在引物 3′端最末端(或在靠近 3′端的 2~6 个碱基引入变异碱基,增强扩增的特异性),正品可扩增出含有特异性突变位点的基因扩增片段,混伪品没有,从而实现中药材的真伪鉴别。该技术在石斛、鳖甲、紫苏等中药材品种的鉴别中得到了广泛应用,2010 年版《中国药典》中也收录此方法(作为蕲蛇和乌梢蛇的分子鉴定方法)。

此外,基于分子杂交的 DNA 分子技术 RFLP 依据序列差异产生特定的限制性内切酶酶切位点,从而导致酶切片段长度的变化或片段数量的增减进行鉴定;DNA 微阵列(DNA 芯片)是将不同中药的特异性基因片段作为探针,固定在支持物上制成芯片,通过待测药材的 DNA 与基因芯片上的基因片段发生互补结合,从而实现该中药的鉴定。但由于该技术中芯片制作、检测的仪器设备较昂贵,过程复杂,因此在中药材的鉴别应用中受限。

(二) 蛋白质标记技术

常用的蛋白质标记技术有抗血清鉴别技术、蛋白质电泳技术和同工酶鉴别技术等。

抗血清鉴别技术是利用中药含有的抗原性物质,如蛋白质、多糖等物质,制备特异性的抗体,采用免疫酶联吸附法(ELISA)或抗体酶免疫试验(SAEIA)等免疫学测定方法鉴别中药。Kitagawa Tsunehiro 等采用 SAEIA 法对半夏、茯苓等进行了鉴别,阿胶及其代用品也采用抗血清鉴别技术鉴别。

利用中药中所含蛋白质分子大小、形状或所带电荷差异,通过电泳分离而鉴别中药的方法称为蛋白质电泳鉴别。常见的有聚丙烯酰胺凝胶电泳(PAGE)和毛细管电泳(CE)。前者有用于一些果实种子、动物类药材鉴别的实例,后者近年来在中药的鉴别研究中报道较多。

此外,还有研究利用同工酶鉴别技术成功鉴别了当归及其混伪品欧当归、独活,利用蛋白芯片结合飞行时间质谱的方法,建立了地龙、羚羊角等动物类中药蛋白质/肽成分质量指纹图谱的鉴别方法。

(三) 化学鉴定技术

常用的化学鉴定技术有薄层层析(TLC)方法、与光谱联用技术、化学计量学技术等。

TLC 方法采用对照品、对照药材或对照提取物进行随行对照鉴定,目前已经得到应用和普及。随着色谱分离、分析技术的发展,HPLC、GC、HPCE 等方法及与光谱联用技术的发展,可更精细和准确地反映中药材化学组分数和量等特征,成为中药材鉴定和质量控制的有效方法。而以混合组分整体特征分析见长的光谱技术,如红外光谱、X-衍射光谱、紫外光谱、荧光光谱、拉曼光谱等技术在中药材鉴定中也显露出其独特的优势。中药材所含化学成分复杂,有些相似来源药材的光谱或色谱等化学指纹图谱差异很小,不易直接观察。因此,需要借助化学计量学技术,对大量样本的化学指纹图谱进行统计分析,寻找出相似药材之间微小但是有规律的特定差异。主成分分析、SIMCA、PLS-DA、支持向量机、人工神经网络等多种方法均可用于中药材化学指纹图谱的分析,从而形成客观、准确的药材鉴定方法。

(四)其他技术

随着显微技术、计算机技术和仿生技术等的发展,电子显微镜鉴定、三维图像鉴定、仿生识别等方法相继应用到中药材鉴定之中。

其中,仿生识别是模仿动物的某一功能,把被认识的一个个事物转化为一组数,对应为某特定高维空间的一些点,然后用高维空间几何方法来计算这些点的位置关系,并对同一类事物分布点的几何计算分析和最佳化点覆盖进行识别。中药材传统的感官鉴定,经验和主观性强,难以客观化和标准化界定。现有的仿生识别技术可弥补这方面的不足,如嗅觉仿生(电子鼻)、味觉仿生(电子舌)、视觉仿生(色差计)。目前,各种仿生识别方法还处于探索阶段,在中药材真伪鉴定和质量检测方面还有很多基础工作需要研究。

在显微鉴定方面,偏光显微镜逐步推广使用。偏光显微镜在偏振光通过各向同性的物质时呈现暗视野,而各向异性的样品呈现不同的测试片。植物类中药材的淀粉粒、结晶体、石细胞等组织细胞内含物在偏光显微镜下色彩呈现稳定特异的变化。如未糊化的淀粉粒显偏光,已糊化的淀粉粒则无偏光现象;淀粉粒的脐点在偏光显微镜下呈现黑"十"字,不同类型的淀粉粒具有不同的黑"十"字;草酸钙结晶在偏光显微镜下因不同类型的晶型呈现不同明亮色彩;而另外一种体视显微镜放大倍数为5~100倍,它不能穿透物体,却能更好地观察药材表明纹理、起伏、饰纹和颜色,直接看见药材的原色和原形,能够观察到许多传统性状鉴定看不到、显微鉴定又看不清的药材特征信息。

中药材的性状鉴定技术发展很快,近几年除电子显微鉴定和仿生技术的应用以外,还出现了许多别的方法。如药材三维组织结构的重建技术,将模式识别的原理和模式分类方法引入多目标识别过程,实现了中药形态组织三维动态显示及其形态学参数测定;也将断层图像序列重建三维模型及其表面显示技术成功地应用于中药麦冬、附子的连续切片三维重建与动态显示中,提供了中药鉴定生动和立体的三维图像和技术资料;中药微性状系统鉴定法则是利用体视显微镜、生物显微镜和袖珍显微镜等结合适合的电脑软件,观察、拍摄药材表面的细微特征,根据药材表面反映出的不同信息特征实现中药材鉴别的方法。

第二章　中药鉴定基础性实验

第一节　常见中药的性状及显微鉴别

实验一　根及根茎类中药的鉴别(一)

一、目的要求

(1) 掌握绵马贯众等 22 种常见根及根茎类中药材及饮片的性状鉴别。
(2) 掌握大黄、黄连的显微鉴定特征。

二、仪器、试剂及材料

1. 仪器
生物显微镜、显微鉴定常用实验器具等。

2. 试剂
蒸馏水、水合氯醛、稀甘油。

3. 材料
药材及饮片:绵马贯众、狗脊、骨碎补、细辛、大黄、拳参、何首乌、虎杖、川牛膝、牛膝、商陆、银柴胡、太子参、威灵仙、川乌、附子、草乌、白头翁、白芍、赤芍、黄连、升麻。

粉末:大黄(掌叶大黄)、黄连(味连)。

组织切片:大黄(掌叶大黄根)、黄连(味连根茎)横切片。

三、实验内容

（一）药材及饮片的性状鉴别要点

1. 绵马贯众（Dryopteridis Crassirhizomatis Rhizoma）

来源于鳞毛蕨科植物粗茎鳞毛蕨（*Dryopteris crassirhizoma* Nakai）的干燥根茎和叶柄残基。

【药材】　呈长倒卵形，略弯曲，有的纵剖为两半；表面黄棕色至黑褐色，密被排列整齐的叶柄残基及鳞片，并有弯曲的须根；叶柄残基呈扁圆形；表面有纵棱线，质硬而脆，断面略平坦，棕色，有黄白色维管束 5～13 个，环列；鳞片条状披针形，全缘，常脱落。质坚硬，断面略平坦，深绿色至棕色，有黄白色维管束 5～13 个，环列，其外散有较多的叶迹维管束。气特异，味初淡而微涩，后渐苦、辛。

【饮片】　呈不规则的厚片或碎块，根茎外表皮黄棕色至黑褐色，多被有叶柄残基，有的可见棕色鳞片，切面淡棕色至红棕色，有黄白色维管束小点，环状排列。气特异，味初淡而微涩，后渐苦、辛。

【经验鉴别与功效速记】　贯众品种颇复杂，常见紫萁与绵马，叶柄中柱可鉴别，杀虫清热止血佳。

2. 狗脊（Cibotii Rhizoma）

来源于蚌壳蕨科植物金毛狗脊（*Cibotium barometz*（L.）J. Sm.）的干燥根茎。

【药材】　呈不规则的长块状，表面深棕色，残留金黄色绒毛；上面有数个红棕色的木质叶柄，下面残存黑色细根。质坚硬，不易折断。无臭，味淡、微涩。

【饮片】　呈不规则长条形或圆形，切面浅棕色，较平滑，近边缘 1～4 mm 处有 1 条棕黄色隆起的木质部环纹或条纹，边缘不整齐，偶有金黄色绒毛残留；质脆，易折断，有粉性。

熟狗脊片：呈黑棕色，质坚硬。

【经验鉴别与功效速记】　狗脊金毛挂满身，切面肉红显环纹，质坚难折味微涩，祛风除湿补肝肾。

3. 骨碎补（Drynariae Rhizoma）

来源于水龙骨科植物槲蕨（*Drynaria fortunei*（Kunze）J. Sm.）的干燥根茎。

【药材】　扁平长条状，多弯曲，有分枝，长 5～15 cm，宽 1～1.5 cm，厚 0.2～0.5 cm。表面密被有深棕色至暗棕色的小鳞片，柔软如毛，经火燎者呈棕褐色或暗褐色，两侧及上表面均具突起或凹下的圆形叶痕，少数有叶柄残基和须根残留。体轻,质脆,易折断,断面红棕色,维管束呈黄色点状,排列成环。气微,味淡、微涩。

【饮片】 不规则厚片,表面深棕色至棕褐色,常残留细小棕色的鳞片,有的可见圆形的叶痕。切面红棕色;维管束黄色,点状排列成环;气微,味淡、微涩。

【经验鉴别与功效速记】 骨碎补呈扁条形,扭曲鳞身残叶基,断面黄点环状列,补肾接骨瘀痛去。

4. 细辛(Asari Radix et Rhizoma)

来源于马兜铃科植物北细辛(*Asarum heterotropoides* Fr. Schmidt var. *mandshuricum*(Maxim.) Kitag.)、汉城细辛(*A. sieboldii* Miq. var. *seoulense* Nakai)或华细辛(*A. sieboldii* Miq.)的干燥根和根茎。

【药材】 北细辛:常卷曲成团。根茎横生呈不规则圆柱状,具短分枝,长 1～10 cm,直径 0.2～0.4 cm;表面灰棕色,粗糙,有环形的节,节间长 0.2～0.3 cm,分枝顶端有碗状的茎痕。根细长,密生节上,长 10～20 cm,直径 0.1 cm;表面灰黄色,平滑或具纵皱纹;有须根和须根痕;质脆,易折断,断面平坦,黄白色或白色。气辛香,味辛辣、麻舌。**汉城细辛**:根茎直径 0.1～0.5 cm,节间长 0.1～1 cm。**华细辛**:根茎长 5～20 cm,直径 0.1～0.2 cm,节间长 0.2～1 cm,气味较弱。

【经验鉴别与功效速记】 细辛根茎圆柱形,基生叶片心肾形,味辛麻辣能止痛,祛风散寒化痰饮。

5. 大黄(Rhei Radix et Rhizoma)

来源于蓼科植物掌叶大黄(*Rheum palmatum* L.)、唐古特大黄(*R. tanguticum* Maxim. ex Balf.)或药用大黄(*R. officinale* Baill.)的干燥根及根茎。

【药材】 呈类圆柱形、圆锥形、卵圆形或不规则块状,长 3～17 cm,直径 3～10 cm。除尽外皮者表面黄棕色至红棕色,有的可见类白色网状纹理及星点(异型维管束)散在,残留的外皮棕褐色,多具绳孔及粗皱纹。质坚实,有的中心稍松软,断面淡红棕色或黄棕色,显颗粒性;根茎髓部宽广,有星点环列或散在;根木部发达,具放射状纹理,形成层环明显,无星点。气清香,味苦而微涩,嚼之粘牙,有沙粒感。

【饮片】 呈不规则类圆形厚片或块,大小不等。外表皮黄棕色或棕褐色,有纵皱纹及疙瘩状隆起。切面黄棕色至淡红棕色,较平坦,有明显散在或排列成环的星点,有空隙。**酒大黄**:形如大黄片,表面深棕黄色,有的可见焦斑,微有酒香气。**熟大黄**:呈不规则的块片,表面黑色,断面中间隐约可见放射状纹理,质坚硬,气微香。**大黄炭**:形如大黄片,表面焦黑色,内部深棕色或焦褐色,具焦香气。

【经验鉴别与功效速记】 大黄块大红棕黄,表面锦纹质坚实,断面髓广星点列,攻积导滞祛瘀黄。

6. 拳参 (Bistortae Rhizoma)

来源于蓼科植物拳参(*Polygonum bistorta* L.)的干燥根茎。

【药材】　呈扁长条形或扁圆柱形,弯曲,有的对卷弯曲,两端略尖,或一端渐细,长 6～13 cm,直径 1～2.5 cm。表面紫褐色或紫黑色,粗糙,一面隆起,一面稍平坦或略具凹槽,全体密具粗环纹,有残留须根或根痕。质硬,断面浅棕红色或棕红色,维管束呈黄白色点状,排列成环。气微,味苦、涩。

【经验鉴别与功效速记】　拳参扁圆如硬虾,紫褐背隆密环粗,断面筋脉点成环,消肿止血兼解毒。

7. 何首乌(Polygoni Multiflori Radix)

来源于蓼科植物何首乌(*Polygonum multiflorum* Thunb.)的干燥块根。

【药材】　呈团块状或不规则纺锤形,长 6～15 cm,直径 4～12 cm。表面红棕色或红褐色,皱缩不平,有浅沟,并有横长皮孔样突起和细根痕。体重,质坚实,不易折断,断面浅黄棕色或浅红棕色,显粉性,皮部有 4～11 个类圆形异型维管束环列,形成云锦状花纹,中央木部较大,有的呈木心。气微,味微苦而甘涩。

【饮片】　呈不规则的厚片或块;外表皮红棕色或红褐色,皱缩不平,有浅沟,并有横长皮孔样突起及细根痕。切面浅黄棕色或浅红棕色,显粉性;有的皮部可见云锦状花纹;中央木部较大,有的呈木心。气微,味微苦而甘涩。**制何首乌**:呈不规则皱缩的块片,厚约 1 cm。表面黑褐色或棕褐色,凹凸不平。质坚硬,断面角质样,棕褐色或黑色。气微,味微甘而苦涩。

【经验鉴别与功效速记】　首乌红棕团块根,断面皮部云锦纹,质重坚实味苦涩,养血润肠补肝肾。

8. 虎杖(Polugoni Cuspida Rhizoma et Radix)

来源于蓼科植物虎杖(*Polygonum cuspidatum* Sieb. et Zucc.)的干燥根茎和根。

【药材】　多为圆柱形短段或不规则厚片,长 1～7 cm,直径 0.5～2.5 cm。外皮棕褐色,有纵皱纹和须根痕,切面皮部较薄,木部宽广,棕黄色,射线放射状,皮部与木部较易分离。根茎髓中有隔或呈空洞状。质坚硬。气微,味微苦、涩。

【经验鉴别与功效速记】　虎杖块片色棕黄,断面皮薄木射状,中央髓腔味苦涩,清热利湿止痰咳。

9. 川牛膝(Cyathulae Radix)

来源于苋科植物川牛膝(*Cyathula officinalis* Kuan.)的干燥根。

【药材】　呈近圆柱形,微扭曲,向下略细或有少数分枝,长 30～60 cm,直径 0.5～3 cm。表面黄棕色或灰褐色,具纵皱纹、支根痕和多数横长的皮孔样突起。质韧,不易折断,断面浅黄色或棕黄色,维管束点状,排列成数轮同心环。气微,味甜。

【饮片】　呈圆形或椭圆形薄片;外表皮黄棕色或灰褐色。切面浅黄色至棕黄色,可见多数排列成数轮同心环的黄色点状维管束。气微,味甜。**酒川牛膝**:形如川牛膝饮片,表面棕黑色。微有酒香气,味甜。

【**经验鉴别与功效速记**】 川牛膝者长圆柱,根头膨大最显著,断面环点层数多,活血散瘀关节利。

10. 牛膝(Achyranthis Bidentatae Radix)

来源于苋科植物牛膝(*Achyranthes bidentata* Blume.)的干燥根。

【**药材**】 呈细长圆柱形,挺直或稍弯曲,长 15～70 cm,直径 0.4～1 cm。表面灰黄色或淡棕色,有微扭曲的细纵皱纹、排列稀疏的侧根痕和横长皮孔样的突起。质硬脆,易折断,受潮后变软,断面平坦,淡棕色,略呈角质样而油润,中心维管束木质部较大,黄白色,其外周散有多数黄白色点状维管束,断续排列成 2～4 轮。气微,味微甜而稍苦涩。

【**饮片**】 呈圆柱形的段。外表皮灰黄色或淡棕色,有微细的纵皱纹及横长皮孔。质硬脆,易折断,受潮后变软,断面平坦,浅棕色,略呈角质样而油润,中心维管束木质部较大,黄白色,其外围散有多数黄白色点状维管束,断续排列成 2～4 轮。气微,味微甜而稍苦涩。**酒牛膝**:形如牛膝段,表面颜色略深,偶有焦斑。微有酒香气。

【**经验鉴别与功效速记**】 牛膝条长有丁痕,断面环点是特征,色黄柔润显弹性,散瘀消肿补肝肾。

11. 商陆(Rhytolaccae Radix)

来源于商陆科植物商陆(*Phytolacca acinosa* Roxb.)或垂序商陆(*Phytolacca americana* L.)的干燥根。

【**教材**】 横切或纵切的不规则块片,厚薄不等。外皮灰黄色或灰棕色。横切片弯曲不平,边缘皱缩,直径 2～8 cm;切面浅黄棕色或黄白色,木部隆起,形成数个突起的同心性环轮。纵切片弯曲或卷曲,长 5～8 cm,宽 1～2 cm,木部呈平行条状突起。质硬。气微,味稍甜,久嚼麻舌。

【**饮片**】 **商陆片**:不规则厚片,横切面有突起的"罗盘纹"。**醋商陆**:形如商陆片(块)。表面黄棕色,微有醋香气,味稍甜,久嚼麻舌。

【**经验鉴别与功效速记**】 商陆圆锥多分枝,表皮灰棕显孔纹,切片肉黄同心环,泻下利水祛咳痰。

12. 银柴胡(Stellariae Radix)

来源于石竹科植物繁缕属银柴胡(*Stellaria dichotoma* L. var. *lanceolata* Bge.)的干燥根。

【**药材**】 呈类圆柱形,偶有分枝,长 15～40 cm,直径 0.5～2.5 cm。表面浅棕黄色至浅棕色,有扭曲的纵皱纹和支根痕,多具孔穴状或盘状凹陷,习称"砂眼",从砂眼处折断可见棕色裂隙中有细砂散出。根头部略膨大,有密集的呈疣状突起的芽苞、茎或根茎的残基,习称"珍珠盘"。质硬而脆,易折断,断面不平坦,较疏松,有裂隙,皮部甚薄,木部有黄、白色相间的放射状纹理。气微,味甘。栽培品有分枝,下部多扭曲,直径 0.6～1.2 cm。表面浅棕黄色或浅黄棕色,纵皱纹细腻明显,细支根痕多呈点状凹陷。几无砂眼。根头部有多数疣状突起。折断面质地较紧密,几无裂隙,略显粉性,木部放射状纹理不甚明显。味微甜。

【经验鉴别与功效速记】　银柴胡呈圆柱形,头部疣突珍珠盘,断面粉飞放射纹,凉血除蒸疳热清。

13. 太子参(Pseudostellariae Radix)

来源于石竹科植物孩儿参(*Pseudostellaria heterophylla* (Miq.) Pax ex Pax et Hoffm.)的干燥块根。

【药材】　呈细长纺锤形或细长条形,稍弯曲,长 3～10 cm,直径 0.2～0.6 cm。表面灰黄色至黄棕色,较光滑,微有纵皱纹,凹陷处有须根痕,顶端有茎痕。质硬而脆,断面较平坦,周边淡黄棕色,中心淡黄白色,角质样。气微,味微甘。

【经验鉴别与功效速记】　童参鼠尾长纺锤,外表黄白质坚脆,断面平坦味微甜,益气生津入脾肺。

14. 威灵仙(Clematidis Radix et Rhizoma)

来源于毛茛科植物威灵仙(*Clematis chinensis* Osbeck.)、棉团铁线莲(*C. hexapetala* Pall.)或东北铁线莲(*C. manshurica* Rupr.)的干燥根及根茎。

【药材】　**威灵仙**:根茎呈柱状,长 1.5～10 cm,直径 0.3～1.5 cm。表面淡棕黄色,顶端残留茎基;质较坚韧,断面纤维性;下侧着生多数细根。根呈细长圆柱形,稍弯曲,长 7～15 cm,直径 0.1～0.3 cm;表面黑褐色,有细纵纹,有的皮部脱落,露出黄白色木部;质硬脆,易折断,断面皮部较广,木部淡黄色,略呈方形,皮部与木部间常有裂隙。气微,味淡。**棉团铁线莲**:根茎呈短柱状,长 1～4 cm,直径 0.5～1 cm。根长 4～20 cm,直径 0.1～0.2 cm;表面棕褐色至棕黑色;断面木部圆形。味咸。**东北铁线莲**:根茎呈柱状,长 1～11 cm,直径 0.5～2.5 cm;根较密集,长 5～23 cm,直径 0.1～0.4 cm;表面棕黑色,断面木部近圆形。味辛辣。

【饮片】　不规则的段,表面黑褐色、棕黄色或棕黑色,有细皱纹,有的皮部脱落,露出黄白色木部;切面皮部较广,木部淡黄色,略呈方形或近圆形,皮部与木部间常有裂隙。

【经验鉴别与功效速记】　灵仙疙瘩飘长须,木心外皮易脱离,质脆易折色棕褐,祛风除湿通经络。

15. 川乌(Aconiti Radix)

来源于毛茛植物乌头(*Aconitum carmichaeli* Debx.)的干燥母根。

【药材】 呈不规则的圆锥形,稍弯曲,顶端常有残茎,中部多向一侧膨大,长2～7.5 cm,直径 1.2～2.5 cm。表面棕褐色或灰棕色,皱缩,有小瘤状侧根及子根脱离后的痕迹;质坚实,断面类白色或浅灰黄色,形成层环纹呈多角形。气微,味辛辣、麻舌。

【饮片】 制川乌:为不规则圆形或长三角形的片。体轻,质脆,断面有光泽。气微,微有麻舌感。

【经验鉴别与功效速记】 川乌草乌似鸦首,外皮棕褐有钉疣,断面环纹麻辣毒,祛寒温经治痹优。

16. 附子(Aconiti Lateralis Radix Praeparata)

来源于毛茛科植物乌头(*Aconitum carmichaeli* Debx.)的子根的加工品。

【饮片】 盐附子:呈圆锥形,长 4～7 cm,直径 3～5 cm。表面灰黑色,被盐霜,顶端有凹陷的芽痕,周围有瘤状突起的支根或支根痕。体重,横切面灰褐色,可见充满盐霜的小空隙和多角形形成层环纹,环纹内侧导管束排列不整齐。气微,味咸而麻,刺舌。黑顺片:为纵切片,上宽下窄,长 1.7～5 cm,宽 0.9～3 cm,厚 0.2～0.5 cm。外皮黑褐色,切面暗黄色,油润具光泽,半透明状,并有纵向导管束。质硬而脆,断面角质样。气微,味淡。白附片:无外皮,黄白色,半透明,厚约 0.3 cm。

【经验鉴别与功效速记】 附子分为盐黑白,钉角透明显筋脉,口尝麻舌毒性剧,救逆散寒温肾阳。

17. 草乌(Aconiti Kusnezoffii Radix)

来源于毛茛科植物北乌头(*Aconitum kusnezoffii* Reichb.)的干燥块根。

【药材】 呈不规则长圆锥形,略弯曲,长 2～7 cm,直径 0.6～1.8 cm。顶端常有残茎和少数不定根残基,有的顶端一侧有一枯萎的芽,一侧有一圆形或扁圆形不定根残基。表面灰褐色或黑棕褐色,皱缩,有纵皱纹、点状须根痕及数个瘤状侧根。质硬,断面灰白色或暗灰色,有裂隙,形成层环纹多角形或类圆形,髓部较大或中空。气微,味辛辣、麻舌。

【经验鉴别与功效速记】 川乌草乌似鸦首,外皮棕褐有钉疣,断面环纹麻辣毒,祛寒温经治痹优。

18. 白头翁(Pulsatillae Radix)

来源于毛茛科植物白头翁(*Pulsatilla chinensis* (Bge.) Regel)的干燥根。

【药材】 呈类圆柱形或圆锥形,稍弯曲,长 6～20 cm,直径 0.5～2 cm。表面黄棕色或棕褐色,具不规则纵皱纹或纵沟,皮部易脱落,露出黄色的木部,有的有网状裂纹或裂隙,近根头处常有朽状凹洞。根头部稍膨大,有白色绒毛,有的可见鞘状叶柄残基。质硬而脆,断面皮部黄白色或淡黄棕色,木部淡黄色。气微,味微苦涩。

【饮片】 呈类圆形片,外表皮黄棕色或棕褐色,具不规则纵皱纹或纵沟,近根头部有白色绒毛。切面皮部黄白色或淡黄棕色,木部淡黄色。气微,味微苦涩。

【经验鉴别与功效速记】 白头翁根圆锥形,外皮黄棕支根痕,顶端白毛及茎痕,清热尿血解毒痢。

19. 白芍(Paeoniae Radix Alba)

来源于毛茛科植物芍药(*Paeonia lactiflora* Pall.)的干燥根。

【药材】 呈圆柱形,平直或稍弯曲,两端平截,长 5~18 cm,直径 1~2.5 cm。表面类白色或淡棕红色,光洁或有纵皱纹及细根痕,偶有残存的棕褐色外皮。质坚实,不易折断,断面较平坦,类白色或微带棕红色,形成层环明显,射线放射状。气微,味微苦、酸。

【饮片】 白芍:呈类圆形的薄片;表面淡棕红色或类白色,平滑。切面类白色或微带棕红色,形成层环明显,可见稍隆起的筋脉纹呈放射状排列。气微,味微苦、酸。炒白芍:形如白芍片。表面微黄色或淡棕黄色,有的偶见焦斑。气微香。酒白芍:形如白芍片,表面微黄色或淡棕黄色,有的可见焦斑。微有酒香气。

【经验鉴别与功效速记】 白芍条匀两头齐,坚重粉色菊纹细,补血敛阴平肝阳,柔肝止痛用之宜。

20. 赤芍(Paeoniae Radix Rubra)

来源于毛茛科植物芍药(*P. lactiflora* Pall.)或川芍药(*P. veitchii* Lynch)的干燥根。

【药材】 呈圆柱形,稍弯曲,长 5~40 cm,直径 0.5~3 cm。表面棕褐色,粗糙,有纵沟和皱纹,并有须根痕和横长的皮孔样突起,有的外皮易脱落。质硬而脆,易折断,断面粉白色或粉红色,皮部窄,木部放射状纹理明显,有的有裂隙。气微香,味微苦、酸涩。

【饮片】 类圆形切片,外表皮棕褐色。切面粉白色或粉红色,皮部窄,木部放射状纹理明显,有的有裂隙。

【经验鉴别与功效速记】 糙皮粉碴赤芍药,质硬松脆色棕褐,断面花纹或裂隙,通经止痛散淤血。

21. 黄连(Coptidis Rhizoma)

来源于毛茛科植物黄连(*Coptis chinensis* Franch.)、三角叶黄连(*C. deltoidea* C. Y. Cheng et Hsiao.)或云连(*C. teeta* Wall.)的干燥根茎。以上三种分别习称为"味连""雅连""云连"。

【药材】 味连:多集聚成簇,常弯曲,形如鸡爪,单枝根茎长 3~6 cm,直径 0.3~0.8 cm。表面灰黄色或黄褐色,粗糙,有不规则结节状隆起、须根及须根残基,有的节间表面平滑如茎秆,习称"过桥"。上部多残留褐色鳞叶,顶端常留有残余的茎或叶柄。质硬,断面不整齐,皮部橙红色或暗棕色,木部鲜黄色或橙黄色,呈放射状排列,髓部有的中空。气微,味极苦。**雅连**:多为单枝,略呈圆柱形,微弯曲,长 4～8 m,直径 0.5～1 cm,"过桥"较长。顶端有少许残茎。**云连**:弯曲呈钩状,多为单枝,较细小。

【饮片】 呈不规则的薄片,外表皮灰黄色或黄褐色,粗糙,有细小的须根。切面或碎断面呈鲜黄色或红黄色,具放射状纹理。气微,味极苦。**酒黄连**:形如黄连片,色泽加深,略有酒气。**姜黄连**:形如黄连片,表面棕黄色,有姜的辛辣味。**萸黄连**:形如黄连片,表面棕黄色,有吴茱萸的辛辣味。

【经验鉴别与功效速记】 黄连簇生如鸡爪,节节连珠有过桥,味苦色黄花纹显,清热燥湿解毒效。

22. 升麻(Cimicifugae Rhizoma)

来源于毛茛科植物大三叶升麻(*Cimicifuga heracleifolia* Kom.)、兴安升麻(*C. dahurica* (Turcz.) Maxim.)或升麻(*C. foetida* L.)的干燥根茎。

【药材】 呈不规则的长形块状,多分枝,结节状,长 10～20 cm,直径 2～4 cm。表面黑褐色或棕褐色,粗糙不平,有坚硬的细须根残留,上面有数个圆形空洞的茎基痕,洞内壁显网状沟纹;下面凹凸不平,具须根痕。体轻,质坚硬,不易折断,断面不平坦,有裂隙,纤维性,黄绿色或淡黄白色。气微,味微苦而涩。

【饮片】 呈不规则的厚片。切面有放射状网状条纹。

【经验鉴别与功效速记】 升麻长块结节状,黑褐体轻硬柴性,断面黄绿网花纹,解毒升阳透表疹。

(二)显微鉴定

1. 大黄

【根横切面】 **掌叶大黄**:木栓层和栓内层大多已除去,偶有残留。形成层成环,木质部射线较密,宽 2～4 列细胞,内含棕色物;导管非木化,常一至数个相聚,稀疏排列。

【粉末】 **掌叶大黄**:黄棕色。草酸钙簇晶直径达 20～160 μm,有的至190 μm。具缘纹孔导管、网纹导管、螺纹导管及环纹导管非木化。淀粉粒甚多,单粒类球形或多角形,脐点星状,复粒由 2～8 分粒组成。

2. 黄连

【根茎横切面】 **味连**:木栓层为数列细胞,其外有表皮,常脱落。皮层较宽,石细胞单个或成群散在。中柱鞘纤维成束或伴有少数石细胞,均显黄色。维管束外韧型,环列。木质部黄色,均木化,木纤维较发达。髓部均为薄壁细胞,无石细胞。

【粉末】 **味连**:深棕黄色。石细胞鲜黄色,类方形或类圆形,壁孔明显。中柱鞘纤维纺锤形或梭形,壁较厚,有孔沟。木纤维较细长,壁较薄,有点状纹孔。鳞叶表皮细胞淡黄绿色,长方形,壁微波状弯曲。导管直径较小,具孔纹或网纹。木薄壁细胞类长方形,壁稍厚,有壁孔。

四、实验报告

(1) 写出下列中药材及饮片的性状鉴定主要特征:绵马贯众、狗脊、骨碎补、细辛、大黄、拳参、何首乌、虎杖、川牛膝、牛膝、商陆、银柴胡、太子参、威灵仙、川乌、附子、草乌、白头翁、白芍、赤芍、黄连、升麻。

(2) 拍摄大黄根、黄连根茎生物片的横切面组织结构,并写出主要特征。

(3) 写出大黄、黄连粉末鉴定的主要特征并拍照,绘制简图。

实验二　根及根茎类中药的鉴别(二)

一、目的要求

(1) 掌握甘草等 26 种根及根茎类中药材及饮片的性状鉴别。

(2) 掌握甘草、三七的显微鉴定特征。

二、仪器、试剂及材料

1. 仪器

生物显微镜、显微鉴定常用实验器具。

2. 试剂

蒸馏水、水合氯醛、稀甘油。

3. 材料

药材及饮片:甘草、黄芪、山豆根、苦参、葛根、防己、北豆根、延胡索、板蓝根、地榆、远志、甘遂、白蔹、人参、西洋参、三七、白芷、当归、独活、羌活、前胡、川芎、藁本、防风、柴胡、北沙参。

粉末:甘草(甘草根)、三七。

组织切片:甘草(甘草根)、三七(根)横切片。

三、实验内容

（一）常见药材及饮片性状鉴别要点

1. 甘草（Glycyrrhizae Radix et Rhizoma）

来源于豆科植物甘草（*Glycyrrhiza uralensis* Fisch.）、胀果甘草（*G. inflata* Bat.）或光果甘草（*G. glabra* L.）的干燥根和根茎。

【药材】 **甘草**：根呈圆柱形，长 25～100 cm，直径 0.6～3.5 cm。外皮松紧不一。表面红棕色或灰棕色，具显著的纵皱纹、沟纹、皮孔及稀疏的细根痕。质坚实，断面略显纤维性，黄白色，粉性，形成层环明显，射线放射状，有的有裂隙。根茎呈圆柱形，表面有芽痕，断面中部有髓。气微，味甜而特殊。**胀果甘草**：根和根茎木质粗壮，有的分枝，外皮粗糙，多灰棕色或灰褐色。质坚硬，木质纤维多，粉性小。根茎不定芽多而粗大。**光果甘草**：根和根茎质地较坚实，有的分枝，外皮不粗糙，多灰棕色，皮孔细而不明显。

【饮片】 呈类圆形或椭圆形厚片。切面黄白色，中间有明显的棕色形成层环纹即射线，习称"菊花心"。**炙甘草**：为类圆形或椭圆形厚片，外表面红棕色或灰棕色，微有光泽。切面黄色至深黄色。形成层环明显，射线放射状。略有黏性，具焦香气，味甜。

【经验鉴别与功效速记】 甘草抽沟洼垄身，切面明显菊花纹，特殊甜味皮棕红，补益解毒炮制分。

2. 黄芪（Astragali Radix）

来源于豆科植物蒙古黄芪（*Astragalus membranaceus*（Fisch.）Bge. var. *mongolicus*（Bge.）Hsiao）或膜荚黄芪（*A. membranaceus*（Fisch.）Bge.）的干燥根。

【药材】 呈圆柱形，有的有分枝，上端较粗，长 30～90 cm，直径 1～3.5 cm。表面淡棕黄色或淡棕褐色，有不整齐的纵皱纹或纵沟。质硬而韧，不易折断，断面纤维性强，并显粉性，皮部黄白色，木部淡黄色，有放射状纹理和裂隙，老根中心偶呈枯朽状，黑褐色或呈空洞状。气微，味微甜，嚼之微有豆腥味。

【饮片】 呈类圆形或椭圆形的厚片。外表皮黄白色至淡棕褐色，可见纵皱纹或纵沟。切面皮部黄白色，木部淡黄色，有放射状纹理及裂隙，有的中心偶呈枯朽状，黑褐色或呈空洞状。气微，味微甜，嚼之有豆腥味。**炙黄芪**：外表皮淡棕黄色或棕褐色，略有光泽。切面皮部浅黄色，木质部淡黄色。有蜜香气，味甜，略带黏性。余同黄芪片。

【经验鉴别与功效速记】　黄芪色黄圆柱长，断面菊花纹理状，质绵微甜豆腥气，补气固表托毒疮。

3. 山豆根（Sophorae Tonkinensis Radix et Rhizoma）

来源于豆科植物越南槐（*Sophora subprostrata* Chun et T. Chen）的干燥根和根茎。

【药材】　根茎呈不规则的结节状，顶端常残存茎基，其下着生根数条。根呈长圆柱形，常有分枝，长短不等，直径 0.7～1.5 cm。表面棕色至棕褐色，有不规则的纵皱纹及横长皮孔样突起。质坚硬，难折断，断面皮部浅棕色，木部淡黄色。有豆腥气，味极苦。

【饮片】　呈不规则的类圆形厚片。外表皮棕色至棕褐色，切面皮部浅棕色，木部淡黄色。有豆腥气，味极苦。

【经验鉴别与功效速记】　山豆根源越南槐，根多结节圆柱形，表面棕褐木部黄，清热解毒利咽行。

4. 苦参（Sophorae Flavescentis Radix）

来源于豆科植物苦参（*Sophora flavescens* Ait.）的干燥根。

【药材】　呈长圆柱形，下部常有分枝，长 10～30 cm，直径 1.0～6.5 cm。表面灰棕色或棕黄色，具纵皱纹和横长皮孔样突起，外皮薄，多破裂反卷，易剥落，剥落处显黄色、光滑。质硬，不易折断，断面纤维性，黄白色，皮部与木部分层明显，具放射状纹理和裂隙，有的具异型维管束，呈同心性环列或不规则散在。气微，味极苦。

【饮片】　呈类圆形或不规则形厚片。切面黄白色，纤维性，具放射状纹理和裂隙，有的具异型维管束，呈同心性环列或不规则散在。气微，味极苦。

【经验鉴别与功效速记】　苦参圆柱上部粗，表面灰棕纵皱多，断面年轮菊花纹，清热燥湿祛风虫。

5. 葛根（Puerariae Lobatae Radix）

来源于豆科植物野葛（*Pueraria lobata*（Willd.）Ohwi）的干燥根。

【药材】　呈纵切的长方形厚片或小方块，长 5～35 cm，厚 0.5～1 cm。外皮淡棕色至棕色，有纵皱纹，粗糙。切面黄白色至淡黄棕色，有的纹理明显。质韧，纤维性强。气微，味微甜。

【饮片】　呈纵切的长方形厚片或边长为 0.5～1.2 cm 的小方块。外皮淡棕色，有纵皱纹，粗糙。切面浅黄棕色至淡黄棕色，质韧，纤维性强。气微，味微甜。

【经验鉴别与功效速记】　葛根色白圆柱形，纤维环纹有粉性，煨治泻痢花解酒，清热止渴能透疹。

6. 防己（Stephaniae Tetrandrae Radix）

来源于防己科植物粉防己（*Stephania tetrandra* S. Moore）的干燥根。

【药材】 呈不规则圆柱形、半圆柱形或块状,多弯曲,长 5～10 cm,直径 1～5 cm。表面淡灰黄色,在弯曲处常有深陷横沟而成结节状的瘤块样。体重,质坚实,断面平坦,灰白色,富粉性,有排列较稀疏的放射状纹理。气微,味苦。

【饮片】 呈类圆形或半圆形的厚片。外表皮淡灰黄色,切面灰白色,粉性,有稀疏的放射状纹理。气微,味苦。

【经验鉴别与功效速记】 粉防己根曲如肠,断面灰白显轮网,质重坚实不易折,祛风止痛利水肿。

7. 北豆根(Menispermi Rhizoma)

来源于防己科植物蝙蝠葛(*Menispermum dauricum* DC.)的干燥根茎。

【药材】 呈细长圆柱形,弯曲,有分枝,长可达 50 cm,直径 0.3～0.8 cm。表面黄棕色至暗棕色,多有弯曲的细根,并可见突起的根痕和纵皱纹,外皮易剥落。质韧,不易折断,断面不整齐,纤维细,木部淡黄色,呈放射状排列,中心有髓。气微,味苦。

【饮片】 呈类圆形厚片。切面有纤维性,中心有髓。气微,味苦。

【经验鉴别与功效速记】 细长圆柱北豆根,外皮黄棕易剥出,质韧木浅心有髓,祛风止痛兼解毒。

8. 延胡索(Corydalis Rhizoma)

来源于罂粟科植物延胡索(*Corydalis yanhusuo* W. T. Wang)的干燥块茎。

【药材】 呈不规则的扁球形,直径 0.5～1.5 cm。表面黄色或黄褐色,有不规则网状皱纹,顶端有略凹陷的茎痕,底部常有疙瘩状突起。质硬而脆,断面黄色,角质样,有蜡样光泽。气微,味苦。

【饮片】 呈不规则的圆形厚片。外表皮黄色或黄褐色,有不规则细皱纹。切面黄色,角质样,具蜡样光泽。气微,味苦。

【经验鉴别与功效速记】 延胡索呈扁球形,表皮黄棕细网纹,碎面金黄角质样,行气活血又止痛。

9. 板蓝根(Isatidis Radix)

来源于十字花科植物菘蓝(*Isatis indigotica* Fort.)的干燥根。

【药材】 呈圆柱形,稍扭曲,长 10～20 cm,直径 0.5～1 cm。表面淡灰黄色或淡棕黄色,有纵皱纹、横长皮孔样突起及支根痕。根头略膨大,可见暗绿色或暗棕色轮状排列的叶柄残基和密集的疣状突起。体实,质略软,断面皮部黄白色,木部黄色。气微,味微甜后苦涩。

【饮片】 呈圆形的厚片。外表皮淡灰黄色或淡棕黄色,有纵皱纹。切面皮部黄白色,木部黄色。气微,味微苦后甜涩。

【经验鉴别与功效速记】 菘蓝头大圆柱形,叶柄残基疣突密,断面金玉菊花心,凉血利咽热毒去。

10. 地榆(Sanguisorbae Radix)

来源于蔷薇科植物地榆(*Sanguisorba officinalis* L.)或长叶地榆(*S. officinalis* L. var. *longifolia* (Bert.) Yü et Li)的干燥根。后者习称"绵地榆"。

【药材】　地榆:呈不规则纺锤形或圆柱形,稍弯曲,长 5～25 cm,直径 0.5～2 cm。表面灰褐色至暗棕色,粗糙,有纵纹。质硬,断面较平坦,粉红色或淡黄色,木部略呈放射状排列。气微,味微苦涩。绵地榆:长圆柱形,稍弯曲,着生于短粗的根茎上。表面红棕色或棕紫色,有细纵纹。质坚韧,断面黄棕色或红棕色,皮部有多数黄白色或黄棕色绵状纤维。气微,味微苦涩。

【饮片】　呈不规则的类圆形片或斜切片;外表皮灰褐色至深褐色。切面较平坦,粉红色、淡黄色或黄棕色;木部略呈放射状排列;或皮部有多数黄棕色绵状纤维。气微,味微苦涩。地榆炭:形如饮片地榆,表面焦黑色,内部棕褐色。具焦香气,味微苦涩。

【经验鉴别与功效速记】　地榆外皮色棕黑,中部膨大成纺锤,断面木心放射状,凉血止血疗烫伤。

11. 远志(Polygalae Radix)

来源于远志科植物远志(*Polygala tenuifolia* Willd.)或卵叶远志(*P. sibirica* L.)的干燥根。

【药材】　呈圆柱形,略弯曲,长 3～15 cm,直径 0.3～0.8 cm。表面灰黄色至灰棕色,有较密并深陷的横皱纹、纵皱纹及裂纹,老根的横皱纹较密,更深陷,略呈结节状。质硬而脆,易折断,断面皮部棕黄色,木部黄白色,皮部易与木部剥离。气微,味苦、微辛,嚼之有刺喉感。

【饮片】　呈细小圆柱形段,余同药材。

【经验鉴别与功效速记】　远志抽心呈空筒,色黄皮皱似蠕虫,性温味苦辛微刺喉,安神祛痰兼消肿。

12. 甘遂(Kansui Radix)

来源于大戟科植物甘遂(*Euphorbia kansui* T. N. Liou. ex T. P. Wang)的干燥块根。

【药材】　呈椭圆形、长圆柱形或连珠形,长 1～5 cm,直径 0.5～2.5 cm。表面类白色或黄白色,凹陷处有棕色外皮残留。质脆,易折断,断面粉性,白色,木部微显放射状纹理,长圆柱状者纤维性较强。气微,味微甘而辣。

【经验鉴别与功效速记】　甘遂纺锤连珠状,黄白表面有棕凹,断面粉白木部黄,泻水逐饮消结肿。

13. 白蔹(Ampelopsis Radix)

来源于葡萄科植物白蔹(*Ampelopsis japonica* (Thunb.) Makino)的干燥

块根。

【药材】 纵瓣呈长圆形或近纺锤形,长 4~10 cm,直径 1~2 cm。切面周边常向内卷曲,中部有一突起的棱线。外皮红棕色或红褐色,有纵皱纹、细横纹及横长皮孔,易层层脱落,脱落处呈淡红棕色。

【饮片】 呈不规则的厚片。外皮红棕色或红褐色,有纵皱纹、细横纹及横长皮孔,易层层脱落,脱落处呈淡红棕色。切面类白色或浅红棕色,可见放射状纹理,周边较厚,微翘起或略弯曲。体轻,质硬脆,易折断,折断时有粉尘飞出。气微,味甘。无须根,无杂质。

【经验鉴别与功效速记】 白蔹长圆或纺锤,外表红棕层层剥,纵切凸棱斜卵圆,消痈散结热毒脱。

14. 人参(Ginseng Radix)

来源于五加科植物人参(*Panax ginseng* C. A. Mey.)的干燥根和根茎。

【药材】 栽培"园参":呈纺锤形或圆柱形,长 3~15 cm,直径 1~2 cm。表面灰黄色,上部或全体有疏浅断续的粗横纹及明显的纵皱,下部有支根 2~3 条,并着生多数细长的须根,须根上常有不明显的细小疣状突出。根茎(芦头)长 1~4 cm,直径 0.3~1.5 cm,多拘挛而弯曲,具不定根(艼)和稀疏的凹窝状茎痕(芦碗)。质较硬,断面淡黄白色,显粉性,形成层环纹棕黄色,皮部有黄棕色的点状树脂道及放射状裂隙。香气特异,味微苦、甘。**林下参**:主根多与根茎近等长或较短,呈圆柱形、菱角形或人字形,长 1~6 cm。表面灰黄色,具纵皱纹,上部或中下部有环纹,支根多为 2~3 条,须根少而细长,清晰不乱,有较明显的疣状突起。根茎细长,少数粗短,中上部具稀疏或密集而深陷的茎痕。不定根较细,多下垂。香气特异,味甘、微苦。

【饮片】 生晒参片:薄片,横切片形成环层明显,散有棕色小点。

【经验鉴别与功效速记】 山参形态显伶俐,芦长碗密横体短,肩纹紧密皮细结,支腿人形珍珠须。

15. 西洋参(Quinquefoli Radix)

来源于五加科植物西洋参(*Panax quinquefolium* L.)的干燥根。

【药材】 呈纺锤形、圆柱形或圆锥形,长 3~12 cm,直径 0.8~2 cm。表面浅黄褐色或黄白色,可见横向环纹和线形皮孔状突起,并有细密浅纵皱纹和须根痕。主根中下部有一至数条侧根,多已折断。有的上端有根茎(芦头),环节明显,茎痕(芦碗)圆形或半圆形,具不定根(艼)或已折断。体重,质坚实,不易折断,断面平坦,浅黄白色,略显粉性,皮部可见黄棕色点状树脂道,形成层环纹棕黄色,木部略呈放射状纹理。气微而特异,性凉,味微苦、甘。

【饮片】 呈长圆形或类圆形薄片。外表皮浅黄褐色,切面淡黄白至黄白色,形成层环棕黄色,皮部有黄棕色点状树脂道,近形成层环处较多而明显,木部略呈放射状纹理。性凉,味甘、微苦。

【经验鉴别与功效速记】 洋参圆柱纺锤身,体轻质坚密横纹,棕环棕点气清香,降火生津益气阴。

16. 三七(Notoginseng Radix et Rhizoma)

来源于五加科植物三七(*Panax notoginseng*(Burk.)F. H. Chen)的干燥根和根茎。

【药材】 主根呈类圆锥形或圆柱形,长 1~6 cm,直径 1~4 cm。表面灰褐色或灰黄色,有断续的纵皱纹和支根痕。顶端有茎痕,周围有瘤状突起。体重,质坚实,断面灰绿色、黄绿色或灰白色,木部微呈放射状排列。气微,味苦回甜。支根"筋条"呈圆柱形或圆锥形,长 2~6 cm,上端直径约 0.8 cm,下端直径约 0.3 cm。芦头"剪口"呈不规则的皱缩块状或条状,表面有数个明显的茎痕及环纹,断面中心灰绿色或白色,边缘深绿色或灰色。气微,味苦回甜。

【经验鉴别与功效速记】 三七铜皮铁骨身,皮色灰褐疙瘩形,断面木部花纹显,止血散瘀肿痛遁。

17. 白芷(Angelicae Dahuricae Radix)

来源于伞形科植物白芷(*Angelica dahurica*(Fisch. ex Hoffm.)Benth. et Hook. f. ex Franch. et Sav.)或杭白芷(*A. dahurica*(Fisch. ex Hoffm.)Benth. et Hook. f. var. *formosana*(Boiss.)Shan et Yuan)的干燥根。

【药材】 呈长圆锥形,长 10~25 cm,直径 1.5~2.5 cm。表面灰棕色或黄棕色,根头部近圆形或钝四棱形,具纵皱纹、支根痕及皮孔样的横向突起,有的排列成四纵行。顶端有凹陷的茎痕。质坚实,断面白色或灰白色,粉性,形成层环棕色,近圆形或近方形,皮部散有多数棕色油点。气芳香,性温,味辛。

【饮片】 呈类圆形的厚片。外表皮灰棕色或黄棕色,切面白色或灰白色,具粉性,形成层环棕色,近圆形或近方形,可见散在棕色小点。有特异的香气,性温,味辛。

【经验鉴别与功效速记】 白芷圆锥疙瘩丁,饮片粉白有环纹,皮灰油点气香辛,解表通窍解毒灵。

18. 当归(Angelicae Sinensis Radix)

来源于伞形科植物当归(*Angelica sinensis*(Oliv.)Diels)的干燥根。

【药材】 略呈圆柱形,下部有支根3~5条或更多,长 15~25 cm。表面浅棕色至棕褐色,具纵皱纹和横长皮孔样突起,根头(归头)直径 1.5~4 cm,具环纹,上端圆钝,或具数个明显突出的根茎痕,有紫色或黄绿色的茎和叶鞘的残基。主根(归身)表面凹凸不平;支根(归尾)直径 0.3~1 cm,上粗下细,多扭曲,有少数须根痕。

质柔韧,断面黄白色或淡黄棕色,皮部厚,有裂隙和多数棕色点状分泌腔,木部色较淡,形成层环黄棕色。有浓郁的香气,味甘、辛、微苦。柴性大、干枯无油或断面呈绿褐色者不可供药用。

【饮片】 类圆形、椭圆形或不规则薄片。外表皮黄棕色至棕褐色。切面黄白色或淡棕黄色,平坦,有裂隙,中间有钱棕色的形成层环,并有多数棕色的油点。香气浓郁,味甘、辛、微苦。**酒当归**:形如当归片。切面深黄色或浅棕黄色,略有焦斑。香气浓郁,略有酒香气。

【经验鉴别与功效速记】 当归柔润色棕黄,主根粗短支根长,切面油点气特异,补血活血又润肠。

19. 独活(Angelicae Pubescentis Radix)

来源于伞形科植物重齿当归(*Angelica biserrata* (Shan et Yuan) Yuan et Shan)的干燥根。

【药材】 根略呈圆柱形,下部 2～3 cm 分枝或更多,长 10～30 cm。根头部膨大,圆锥状,多横皱纹,直径 1.5～3 cm,顶端有茎、叶的残基或凹陷。表面灰褐色或棕褐色,具纵皱纹,有横长皮孔样突起及稍突起的细根痕。质较硬,受潮则变软,断面皮部灰白色,有多数散在的棕色油室,木部灰黄色至黄棕色,形成层环棕色。有特异香气,味苦、辛、微麻舌。

【饮片】 类圆形,外表皮灰褐色或棕褐色,具皱纹。切面皮部灰白色至灰褐色,有多数散在棕色油点;木部灰黄色至黄棕色;形成层环棕色。有特异香气,味苦、辛、微麻舌。

【经验鉴别与功效速记】 独活圆柱膨大头,上有横皱下分枝,菊花纹理有裂隙,祛风胜湿痹痛止。

20. 羌活(Notopterygii Rhizoma et Radix)

来源于伞形科植物羌活(*Notopterygium incisum* Ting ex H. T. Chang)或宽叶羌活(*N. forbesii* Boiss.)的干燥根茎及根。

【药材】 **羌活**:呈圆柱状略弯曲的根茎,长 4～13 cm,直径 0.6～2.5 cm,顶端具茎痕。表面棕褐色至黑褐色,外皮脱落处呈黄色。节间缩短,呈紧密隆起的环状,形似蚕,习称"蚕羌";节间延长,形如竹节状,习称"竹节羌"。节上有多数点状或瘤状突起的根痕及棕色破碎鳞片。体轻,质脆,易折断,断面不平整,有多数裂隙,皮部黄棕色至暗棕色,油润,有棕色油点,木部黄白色,射线明显,髓部黄色至黄棕色。气香,味微苦而辛。**宽叶羌活**:根茎类圆柱形,顶端具茎和叶鞘残基,根类圆锥形,有纵皱纹和皮孔;表面棕褐色,近根茎处有较密的环纹,长 8～15 cm,直径 1～3 cm,习称"条羌"。有的根茎粗大,呈不规则结节状,顶部具数个茎基,根较细,习称"大头羌"。质松脆,易折断,断面略平坦,皮部浅棕色,木部黄白色。气味较淡。

【饮片】　呈类圆形、不规则形横切或斜切片,表皮棕褐色至黑褐色,切面外侧棕褐色,木部黄白色,有的可见放射状纹理。体轻,质脆,气香,味微苦而辛。

【经验鉴别与功效速记】　羌活似蚕或竹节,外皮棕褐隆疣节,断面菊纹朱砂点,解表祛湿利关节。

21. 前胡(Peucedani Radix)

来源于伞形科植物白花前胡(*Peucedanum praeruptorum* Dunn.)的干燥根。

【药材】　呈不规则的圆柱形、圆锥形或纺锤形,稍扭曲,下部常有分枝,长 3～15 cm,直径 1～2 cm。表面黑褐色或灰黄色,根头部多有茎痕和纤维状叶鞘残基,上端有密集的细环纹,下部有纵沟、纵皱纹及横向皮孔样突起。质较柔软,干者质硬,可折断,断面不整齐,淡黄白色,皮部散有多数棕黄色油点,形成层环纹棕色,射线放射状。气芳香,味微苦、辛。

【饮片】　呈类圆形或不规则形的薄片;外表皮黑褐色或灰黄色,有时可见残留的纤维状叶鞘残基;切面皮部散有多数棕黄色油点,可见一棕色环纹及放射状纹理。气芳香,味微苦、辛。

【经验鉴别与功效速记】　白花前胡分枝少,圆柱根头有粗毛,上部蚓纹下纵沟,断面菊心皮部厚。

22. 川芎(Chuanxiong Rhizoma)

来源于伞形科植物川芎(*Ligusticum chuanxiong* Hort.)的干燥根茎。

【药材】　不规则结节状拳形团块,直径 2～7 cm。表面灰褐色或褐色,粗糙皱缩,有多数平行隆起的轮节,顶端有凹陷的类圆形茎痕,下侧及轮节上有多数小瘤状根痕。质坚实,不易折断,断面黄白色或灰黄色,散有黄棕色的油室,形成层环,呈波状。气浓香,味苦、辛,稍有麻舌感,微回甜。

【饮片】　呈不规则厚片,质坚实;边缘不整齐,习称"蝴蝶片"。切面黄白色或灰黄色,具有明显波状环纹或多角形纹理,散生黄棕色油点。气浓香,味苦、辛,微甜。

【经验鉴别与功效速记】　川芎遍体疙瘩疣,切面花纹蝴蝶形,表皮黄褐香气窜,活血祛瘀散风痛。

23. 藁本(Ligustici Rhizoma et Radix)

来源于伞形科植物藁本(*Ligusticum sinense* Oliv.)或辽藁本(*L. jeholense* Nakai et Kitag.)的干燥根茎及根。

【药材】　根茎呈不规则结节状圆柱形,稍扭曲,有分枝,长 3～10 cm,直径 1～2 cm。表面棕褐色或暗棕色,粗糙,有纵皱纹,上侧残留数个凹陷的圆形茎基,下侧有多数点状突起的根痕和残根。体轻,质较硬,易折断,断面黄色或黄白色,纤维状。气浓香,味辛、苦、微麻。辽藁本较小,根茎呈不规则的团块状或柱状,长

1～3 cm,直径 0.6～2 cm。有多数细长弯曲的根。

【饮片】 呈不规则的厚片。外表皮棕褐色至黑褐色,粗糙。切面黄白色至浅黄褐色,具裂隙或孔洞,纤维性。气浓香,味辛、苦、微麻。辽藁本片外表皮可见根痕和残根突起呈毛刺状,或有呈枯朽空洞的老茎残基。切面木部有放射状纹理和裂隙。

【经验鉴别与功效速记】 藁本结节圆柱形,表皮棕黑有沟纹,断面黄白纤维状,散寒解表祛风湿。

24. 防风(Saposhnikoviae Radix)

来源于伞形科植物防风(*Saposhnikovia divaricata* (Turcz.) Schischk.)的干燥根。

【药材】 呈长圆锥形或长圆柱形,下部渐细,有的略弯曲,长 15～30 cm,直径 0.5～2 cm。表面灰棕色或棕褐色,粗糙,有纵皱纹、多数横长皮孔样突起及点状的细根痕。根头部有明显密集的环纹,有的环纹上残存棕褐色毛状叶基。体轻,质松,易折断,断面不平坦,皮部棕黄色至棕色,有裂隙,木部黄色。气特异,味微甘。

【饮片】 呈圆形或椭圆形的厚片。表面灰棕色,有纵皱纹,有的可见横长皮孔样突起,密集的环纹或残存的毛状叶基。切面皮部浅棕色,有裂隙;木部浅黄色,且有放射状纹理。气特异,味微甘。

【经验鉴别与功效速记】 防风长条蚓头毛,皮色灰黄体较轻,断面外缘多裂隙,发表祛风并除湿。

25. 柴胡(Bupleuri Radix)

来源于伞形科植物柴胡(*Bupleurum chinense* DC.)或狭叶柴胡(*B. scorzonerifolium* Willd.)的干燥根。按性状不同,分别习称为"北柴胡"和"南柴胡"。

【药材】 北柴胡:呈圆柱形或长圆锥形,长 6～15 cm,直径 0.3～0.8 cm。根头膨大,顶端残留 3～15 个茎基或短纤维状叶基,下部分枝。表面黑褐色或浅棕色,具纵皱纹、支根痕及皮孔。质硬而韧,不易折断,断面显纤维性,皮部浅棕色,木部黄白色。气微香,味微苦。南柴胡:根较细,圆锥形,顶端有多数细毛状枯叶纤维,下部多不分枝或稍分枝。表面红棕色或黑棕色,靠近根头处多具细密环纹。质稍软,易折断,断面略平坦,不显纤维性。具败油气。

【饮片】 北柴胡片:呈圆形、类圆形;有的呈长段。切面淡黄色;皮部薄,棕色或棕黄色;木部宽广,黄色,年长者强烈木化呈数层环状;形成层明显。南柴胡片:呈类圆形或斜切片;外表面黑棕色或红棕色,切面黄白色,有放射状纹理;体轻松,略具香气。

【经验鉴别与功效速记】 柴胡根头叶基存,棕褐纵皱质坚韧,断面棕黄留花心,退热解郁升阳明。

26. 北沙参(Glehniae Rdix)

来源于伞形科植物珊瑚菜(*Glehnia littoralis* Fr. Schmidt ex Miq.)的干

燥根。

【药材】　呈细长圆柱形,偶有分枝,长 15～45 cm,直径 0.4～1.2 cm。表面淡黄白色,略粗糙,偶有残存外皮,不去外皮的表面黄棕色。全体有细纵皱纹和纵沟,并有棕黄色点状细根痕;顶端常留有黄棕色根茎残基;上端稍细,中部略粗,下部渐细。质脆,易折断,断面皮部浅黄白色,木部黄色。气特异,味微甘。

【饮片】　呈细长圆柱形段,余同药材。

【经验鉴别与功效速记】　北沙参呈细长条,淡黄粗糙细纵沟,断面菊纹质硬脆,养阴生津润肺燥。

（二）显微鉴定

1. 甘草

【根横切面】　木栓层为数列棕色细胞。栓内层较窄。韧皮部射线宽广,多弯曲,常现裂隙;纤维多成束,非木化或微木化,周围薄壁细胞常含草酸钙方晶;筛管群常因压缩而变形。束内形成层明显。木质部射线宽 3～5 列细胞;导管较多,直径约至 160 μm;木纤维成束,周围薄壁细胞亦含草酸钙方晶。根中心无髓;根茎中心有髓。

【粉末】　淡棕黄色。纤维成束,壁厚,微木化,周围薄壁细胞含草酸钙方晶,形成晶纤维,草酸钙方晶多见。具缘纹孔导管较大,稀有网纹导管。木栓细胞红棕色,多角形,微木化。

2. 三七

【根横切面】　木栓层为数列细胞,栓内层不明显。韧皮部有树脂道散在,形成层成环。木质部,射线宽广,导管 1～2 列径向排列。薄壁细胞含淀粉粒,草酸钙簇晶稀少。

【粉末】　灰黄色。树脂道碎片含黄色分泌物,导管梯纹、网纹及螺纹。草酸钙簇晶少见,直径 50～80 μm。淀粉粒甚多,单粒圆形、半圆形或圆多角形,复粒由 2～10 分粒组成。

四、实验报告

（1）写出下列中药材及饮片的性状鉴定主要特征:甘草、黄芪、山豆根、苦参、葛根、防己、北豆根、延胡索、板蓝根、地榆、远志、甘遂、白蔹、人参、西洋参、三七、白芷、当归、独活、羌活、前胡、川芎、藁本、防风、柴胡、北沙参。

（2）拍摄甘草（甘草）根、三七根生物片的横切面组织结构,并写出主要特征。

（3）写出甘草、三七粉末鉴定的主要特征并拍照,绘制简图。

实验三　根及根茎类中药的鉴别(三)

一、目的要求

(1) 掌握龙胆等 24 种根及根茎类中药材及饮片的性状鉴别。

(2) 掌握龙胆、黄芩的显微鉴定特征。

二、仪器、试剂及材料

1. 仪器

生物显微镜、显微鉴定常用实验器具。

2. 试剂

蒸馏水、水合氯醛、稀甘油。

3. 材料

药材及饮片：龙胆、秦艽、白前、白薇、紫草、丹参、黄芩、地黄、熟地黄、玄参、胡黄连、巴戟天、茜草、续断、天花粉、桔梗、党参、南沙参、木香、川木香、白术、苍术、紫菀、漏芦。

粉末：龙胆、黄芩。

组织切片：龙胆(龙胆根)、黄芩(根)横切片。

三、实验内容

(一)药材及饮片性状鉴别要点

1. 龙胆(Gentianae Radix et Rhizoma)

来源于龙胆科植物条叶龙胆(*Gentiana manshurica* Kitag.)、龙胆(*G. scabra* Bge.)、三花龙胆(*G. triflora* Pall.)或坚龙胆(*G. rigescens* Franch.)的干燥根及根茎。前三种习称"龙胆"，后一种习称"坚龙胆"。

【药材】　**龙胆**：根茎呈不规则的块状，长 1~3 cm，直径 0.3~1 cm。表面暗灰棕色或深棕色，上端有茎痕或残留茎基，周围和下端着生多数细长的根。根圆柱形,略扭曲,长 10~20 cm,直径 0.2~0.5 cm;表面淡黄色或黄棕色,上部多有显著的横皱纹,下部较细,有纵皱纹及支根痕。质脆,易折断,断面略平坦,皮部黄白色或淡黄棕色,木部色较浅,呈点状环列。气微,味甚苦。**坚龙胆**:表面无横皱纹,外皮膜质,易脱落,木部黄白色,易与皮部分离。

【饮片】　**龙胆**:根呈不规则的段,根茎呈不规则的块片,表面暗灰棕色或深棕色。根圆柱形,表面淡黄色至黄棕色,有的有横皱纹,具纵皱纹。切面皮部黄白色至棕黄色,木部色较浅。气微,味甚苦。**坚龙胆**:呈不规则形的段。根表面无横皱纹,膜质外皮已脱落,表面黄棕色至深棕色。切面皮部黄棕色,木部色较浅。

【经验鉴别与功效速记】　龙胆簇生胡须状,根条细长色深黄,味道极苦能燥湿,清火泻肝止惊厥。

2. 秦艽(Gentianae Macrophyllae Radix)

来源于龙胆科植物秦艽(*Gentiana macrophylla* Pall.)、麻花秦艽(*G. straminea* Maxim.)、粗茎秦艽(*G. crassicaulis* Duthie ex Burk.)或小秦艽(*G. dahurica* Fisch.)的干燥根。前三种按性状不同,分别习称为"秦艽"和"麻花艽"。后一种习称"小秦艽"。

【药材】　**秦艽**:类圆柱形,上粗下细,扭曲不直,长 10~30 cm,直径 1~3 cm。表面黄棕色或灰黄色,有纵向或扭曲的纵皱纹,顶端有残存茎基及纤维状叶鞘。质硬而脆,易折断,断面略显油性,皮部黄色或棕黄色,木部黄色。气特异,味苦、微涩。**麻花艽**:类圆锥形,多由数个小根纠聚而膨大,直径可达 7 cm。表面棕褐色,粗糙,有裂隙呈网状孔纹。质松脆,易折断,断面多呈枯朽状。**小秦艽**:类圆锥形或类圆柱形,长 8~15 cm,直径 0.2~1 cm。表面棕黄色。主根通常 1 个,残存的茎基有纤维状叶鞘,下部多分枝。断面黄白色。

【饮片】　类圆形的厚片。外表皮黄棕色、灰黄色或棕褐色,粗糙,有扭曲纵纹或网状孔纹。切面皮部黄色或棕黄色,有的中心呈枯朽状。气特异,味苦、微涩。

【经验鉴别与功效速记】　秦艽扭曲圆锥形,黄褐颜色鸡腿身,纹理特异味甚苦,祛风除湿退骨蒸。

3. 白前(Cynanchi Stauntonii Rhizoma et Radix)

来源于萝藦科植物柳叶白前(*Cynanchum stauntonii* (Decne.) Schltr. ex Levl.)或芫花叶白前(*C. glaucescens* (Decne.) Hand.-Mazz.)的干燥根茎及根。

【药材】　**柳叶白前**:根茎细长,圆柱形,有分枝,稍弯曲,长 4~15 cm,直径 1.5~4 mm。表面黄白色或黄棕色,节明显,节间长 1.5~4.5 cm,顶端有残茎。质脆,断面中空。节处簇生纤细弯曲的根,长可达 10 cm,直径不及 1 mm,有多次分枝呈毛须状,常盘曲成团。气微,味微甜。**芫花叶白前**:根茎较短小或略呈块状,表面灰绿色或灰黄色,节间长 1~2 cm。质较硬根稍弯曲,直径约 1 mm,分枝少。

【饮片】 **柳叶白前**：根茎呈细圆柱形的段，直径 1.5～4 mm。表面黄白色或黄棕色，节明显。质脆，断面中空。有时节处簇生纤细的根或根痕，根直径不及 1 mm。气微，味微甜。**芫花叶白前**：根茎呈细圆柱形的段，表面灰绿色或灰黄色。质较硬。根直径约 1 mm。**蜜白前**：根茎呈细圆柱形的段，直径 1.5～4 mm。表面深黄色至黄棕色，节明显。断面中空。有时节处簇生纤细的根或根痕。略有黏性，味甜。

【经验鉴别与功效速记】 白前根茎细长圆，折断中空似鹅管，节上毛须成一绺，降气清痰止咳喘。

4. 白薇（Cynanchi Atrati Radix et Rhizoma）

来源于萝藦科植物白薇（*Cynanchum atratum* Bge.）或蔓生白薇（*C. versicolor* Bge.）的干燥根及根茎。

【药材】 根茎粗短，有结节，多弯曲。上面有圆形的茎痕，下面及两侧簇生多数细长的根，根长 10～25 cm，直径 0.1～0.2 cm。表面棕黄色。质脆，易折断，断面皮部黄白色，木部黄色。气微，味微苦。

【经验鉴别与功效速记】 白薇结节须状根，表面灰棕质坚脆，断面白粉皮部厚，凉血通淋解疮毒。

5. 紫草（Arnebiae Radix）

来源于紫草科植物新疆紫草（*Arnebia euchroma*（Royle）Johnst.）或内蒙紫草（*A. guttata* Bunge.）的干燥根。

【药材】 **新疆紫草（软紫草）**：不规则的长圆柱形，多扭曲，长 7～20 cm，直径 1～2.5 cm。表面紫红色或紫褐色，皮部疏松，呈条形片状，常 10 余层重叠，易剥落。顶端有的可见分枝的茎残基。体轻，质松软，易折断，断面不整齐，木部较小，黄白色或黄色。气特异，味微苦、涩。**内蒙紫草（硬紫草）**：圆锥形或圆柱形，扭曲，长 6～20 cm，直径 0.5～4 cm。根头部略粗大，顶端有残茎一个或多个，被短硬毛。表面紫红色或暗紫色，皮部略薄，常数层相叠，易剥离。质硬而脆，易折断，断面较整齐，皮部紫红色，木部较小，黄白色。气特异，味涩。

【饮片】 **新疆紫草切片**：呈不规则的圆柱形切片或条形片状，直径 1～2.5 cm。表面紫红色或紫褐色，皮部深紫色。圆柱形切片木部较小，黄白色或黄色。**内蒙紫草切片**：呈不规则的圆柱形切片或条形片状，有的可见短硬毛，直径 0.5～4 cm，质硬而脆。表面紫红色或紫褐色，皮部深紫色。圆柱形切片木部较小，黄白色或黄色。

【经验鉴别与功效速记】 紫草紫红长圆柱，皮部鳞片重重叠，木部不显大髓腔，凉血解毒消斑疹。

6. 丹参（Salviae Miltiorrhizae Radix et Rhizoma）

来源于唇形科植物丹参（*Salvia miltiorrhiza* Bunge.）的干燥根及根茎。

【药材】 根茎短粗,顶端有时残留茎基。根数条,长圆柱形,略弯曲,有的分枝并具须状细根,长 10～20 cm,直径 0.3～1 cm。表面棕红色或暗棕红色,粗糙,具纵皱纹。老根外皮疏松,多显紫棕色,常呈鳞片状剥落。质硬而脆,断面疏松,有裂隙或略平整而致密,皮部棕红色,木部灰黄色或紫褐色,导管束黄白色,呈放射状排列。气微,味微苦涩。栽培品较粗壮,直径 0.5～1.5 cm。表面红棕色,具纵皱纹,外皮紧贴不易剥落。质坚实,断面较平整。气微,味微苦涩。

【饮片】 呈类圆形或椭圆形的厚片。外表皮棕红色或暗棕红色,粗糙,具纵皱纹。切面有裂隙或略平整而致密,有的呈角质样,皮部棕红色,木部灰黄色或紫褐色,有黄白色放射状纹理。气微,味微苦涩。**酒丹参**:形如丹参饮片,表面红褐色,略具酒香气。

【经验鉴别与功效速记】 丹参单条圆柱形,外皮糟朽色砖红,断面菊花纹理显,活血止血祛瘀痛。

7. 黄芩(Scutellariae Radix)

来源于唇形科植物黄芩(*Scutellaria baicalensis* Georgi)的干燥根。

【药材】 呈圆锥形,扭曲,长 8～25 cm,直径 1～3 cm。表面棕黄色或深黄色,有稀疏的疣状细根痕,上部较粗糙,有扭曲的纵皱纹或不规则的网纹,下部有顺纹和细皱纹。质硬而脆,易折断,断面黄色,中心红棕色;老根中心呈枯朽状或中空,暗棕色或棕黑色。气微,味苦。栽培品较细长,多有分枝。表面浅黄棕色,外皮紧贴,纵皱纹较细腻。断面黄色或浅黄色,略呈角质样。味微苦。

【饮片】 呈类圆形或不规则形薄片。外表皮黄棕色或棕褐色。切面黄棕色或黄绿色,具放射状纹理。**酒黄芩**:形如黄芩片,略带焦斑,微具酒香气。

【经验鉴别与功效速记】 黄芩扭曲圆锥形,表面深黄朽中心,质坚色黄遇潮绿,清热燥湿炎症清。

8. 地黄(Rehmanniae Radix)

来源于玄参科植物地黄(*Rehmannia glutinosa* Libosch.)的新鲜或干燥的块根。

【药材】 **鲜地黄**:呈纺锤形或条状,长 8～24 cm,直径 2～9 cm。外皮薄,表面浅红黄色,具弯曲的纵皱纹、芽痕、横长皮孔样突起及不规则瘢痕。肉质,易断,断面皮部淡黄白色,可见橘红色油点,木部黄白色,导管呈放射状排列。气微,味微甜、微苦。**生地黄**:多呈不规则的团块状或长圆形,中间膨大,两端稍细,有的细小,长条状,稍扁而扭曲,长 6～12 cm,直径 2～6 cm。表面棕黑色或棕灰色,极皱缩,具不规则的横曲纹。体重,质较软而韧,不易折断,断面棕黑色或乌黑色,有光泽,具黏性。气微,味微甜。

【饮片】 呈类圆形或不规则的厚片。外表皮棕黑色或棕灰色,极皱缩,具不规则的横曲纹。切面棕黑色或乌黑色,有光泽,具黏性。气微,味微甜。

【经验鉴别与功效速记】 生地团条分鲜干,干皱色褐鲜红黄,断面黄白干乌黑,清热凉血养阴液。

9. 熟地黄(Rehmanniae Radix Praeparata)

来源于玄参科植物地黄(*Rehmannia glutinosa* Libosch.)的块根,经炮制后的加工品。

【饮片】 呈不规则的块片、碎块,大小厚薄不一。表面乌黑色,有光泽,黏性大。质柔软而带韧性;不易折断,断面乌黑色,有光泽。气微味甜。

【经验鉴别与功效速记】 熟地团块黑如漆,质地柔软润滋滋,味甜气香黏性大,滋阴补血功效奇。

10. 玄参(Scrophulariae Radix)

来源于玄参科植物玄参(*Scrophularia ningpoensis* Hemsl.)的干燥根。

【药材】 类圆柱形,中间略粗或上粗下细,有的微弯曲,长 6~20 cm,直径 1~3 cm。表面灰黄色或灰褐色,有不规则的纵沟、横长皮孔样突起和稀疏的横裂纹和须根痕。质坚实,不易折断,断面黑色,微有光泽。气特异似焦糖,味甘、微苦。

【饮片】 类圆形或椭圆形的薄片。外表皮灰黄色或灰褐色。切面黑色,微有光泽,有的具裂隙。气特异似焦糖,味微苦。

【经验鉴别与功效速记】 玄参形似羊犄角,碴口乌黑有花纹,消肿解毒能散结,滋阴降火热可清。

11. 胡黄连(Picrorhizae Rhizoma)

来源于玄参科植物胡黄连(*Picrorhiza scrophulariiflora* Pennell)的干燥根茎。

【药材】 呈圆柱形,略弯曲,偶有分枝,长 3~12 cm,直径 0.3~1 cm。表面灰棕色至暗棕色,粗糙,有较密的环状节,具稍隆起的芽痕或根痕,上端密被暗棕色鳞片状的叶柄残基。体轻,质硬而脆,易折断,断面略平坦,淡棕色至暗棕色,木部有 4~10 个类白色点状维管束排列成环。气微,味极苦。

【饮片】 呈不规则的圆形薄片。外表皮灰棕色至暗棕色。切面灰黑色或棕黑色,木部有 4~10 个类白色点状维管束排列成环。气微,味极苦。

【经验鉴别与功效速记】 胡连细柱硬而脆,断皮灰黑木棕黄,环排管束髓灰黑,除湿消疳退虚热。

12. 巴戟天(Morindae Officinalis Radix)

来源于茜草科植物巴戟天(*Morinda officinalis* How)的干燥根。

【药材】 呈扁圆柱形,略弯曲,长短不等,直径 0.5~2 cm。表面灰黄色或暗灰色,具纵纹和横裂纹,有的皮部横向断离露出木部;质韧,断面皮部厚,紫色或淡紫色,易与木部剥离;木部坚硬,黄棕色或黄白色,直径 1～5 mm。气微,味甘而微涩。

【饮片】　呈扁圆柱形短段或不规则块。表面灰黄色或暗灰色,具纵纹和横裂纹。切面皮部厚,紫色或淡紫色,中空。气微,味甘而微涩。**巴戟肉**:为除去木心的巴戟天小段或不规则碎块,表面灰黄或暗灰,切面皮部厚,黑色,中空。味甘、微涩。**盐巴戟天**:形同巴戟肉,味甘、咸、微涩。**制巴戟天**:形同巴戟肉,表面黄色,味甘。

【经验鉴别与功效速记】　巴戟横裂连珠状,肉厚坚硬色紫蓝,木心细小坚而韧,强筋健骨壮肾阳。

13．茜草(Rubiae Radix et Rhizoma)

来源于茜草科植物茜草(*Rubia cordifolia* L.)的干燥根及根茎。

【药材】　根茎呈结节状,丛生粗细不等的根。根呈圆柱形,略弯曲,长 10～25 cm,直径 0.2～1.0 cm。表面红棕色或暗棕色,具细纵皱纹和少数细根痕,皮部脱落处呈黄红色。质脆,易折断,断面平坦皮部狭,紫红色,木部宽广,浅黄红色,导管孔多数。气微,味微苦,久嚼刺舌。

【饮片】　呈不规则的厚片或段。根呈圆柱形,外表皮红棕色或暗棕色,具细纵纹,皮部脱落处呈黄红色。切面皮部狭,紫红色,木部宽广,浅黄红色,导管孔多数。气微,味微苦,久嚼刺舌。**茜草炭**:形同茜草段或片,表面黑褐色,内部棕褐色。气微,味苦涩。

【经验鉴别与功效速记】　茜草叉根多扭曲,皮色棕红易脱落,断面平坦质轻脆,凉血止血又祛瘀。

14．续断(Dipsaci Radix)

来源于川续断科植物川续断(*Dipsacus asperoides* C. Y. Cheng et T. M. Ai)的干燥根。

【药材】　呈圆柱形,略扁,有的微弯曲,长 5～15 cm,直径 0.5～2.0 cm。表面灰褐色或黄褐色,有稍扭曲或明显扭曲的纵皱及沟纹,可见横列的皮孔样斑痕和少数须根痕。质软,久置后变硬,易折断,断面不平坦,皮部墨绿色或棕色,外缘褐色或淡褐色,木部黄褐色,导管束呈放射状排列。气微香,味苦、微甜而后涩。

【饮片】　类圆形或椭圆形的厚片。外表皮灰褐色至黄褐色,有纵皱。切面皮部墨绿色或棕褐色,木部灰黄色或黄褐色,可见放射状排列的导管束纹,形成层部位多有深色环。气微,味苦、微甜而后涩。

【经验鉴别与功效速记】　续断圆柱略带扁,外表褐色扭纵沟,断面黑绿花纹显,补肝益肾续筋骨。

15．天花粉(Trichosanthis Radix)

来源于葫芦科植物栝楼(*Trichosanthes kirilowii* Maxim.)或双边栝楼(*T.*

rosthornii Herms)的干燥根。

【药材】 呈不规则圆柱形、纺锤形或瓣块状,长 8～16 cm,直径 1.5～5.5 cm。表面黄白色或淡棕黄色,有纵皱纹、细根痕及略凹陷的横长皮孔,有的有黄棕色外皮残留。质坚实,断面白色或淡黄色,富粉性,横切面可见黄色木质部,略呈放射状排列,纵切面可见黄色条纹状木质部。气微,味微苦。

【饮片】 类圆形、半圆形或不规则形的厚片。外表皮黄白色或淡棕黄色。切面可见黄色木质部小孔,略呈放射状排列。气微,味微苦。

【经验鉴别与功效速记】 圆柱花粉栝楼根,断面黄白富粉性,放射麻点筋脉纹,生津清热疗疡症。

16. 桔梗(Platycodonis Radix)

来源于桔梗科植物桔梗(*Platycodon grandiflorum* (Jacq.) A. DC.)的干燥根。

【药材】 呈圆柱形或略呈纺锤形,下部渐细,有的有分枝,略扭曲,长 7～20 cm,直径 0.7～2 cm。表面淡黄白色至黄色,不去外皮者表面黄棕色至灰棕色,具纵扭皱沟,并有横长的皮孔样斑痕及支根痕,上部有横纹。有的顶端有较短的根茎或不明显,其上有数个半月形茎痕。质脆,断面不平坦,形成层环棕色,皮部黄白色,有裂隙,木部淡黄色。气微,味微甜后苦。

【饮片】 椭圆形或不规则厚片。外皮多已除去或偶有残留,切面皮部类白色,较窄;形成层环纹明显,棕色;木部宽,有较多裂隙。

【经验鉴别与功效速记】 桔梗芦头半月痕,体圆扭曲纵沟纹,质脆味苦菊花心,祛痰排脓功效神。

17. 党参(Codonopsis Radix)

来源于桔梗科植物党参(*Codonopsis pilosula* (Franch.) Nannf.)、素花党参(西党参)(*C. pilosula* Nannf. var. *modesta* (Nannf.) L. T. Shen)或川党参(*C. tangshen* Oliv.)的干燥根。

【药材】 **党参**:长圆柱形,稍弯曲,长 10～35 cm,直径 0.4～2 cm。表面灰黄色、黄棕色至灰棕色,根头部有多数疣状突起的茎痕及芽,每个茎痕的顶端呈凹下的圆点状;根头下有致密的环状横纹,向下渐稀疏,有的达全长的一半,栽培品环状横纹少或无;全体有纵皱纹和散在的横长皮孔样突起,支根断落处常有黑褐色胶状物。质稍柔软或稍硬而略带韧性,断面稍平坦,有裂隙或放射状纹理,皮部淡棕黄色至黄棕色,木部淡黄色至黄色。有特殊香气,味微甜。**素花党参(西党参)**:长 10～35 cm,直径 0.5～2.5 cm。表面黄白色至灰黄色,根头下致密的环状横纹常达全长的一半以上。断面裂隙较多,皮部灰白色至淡棕色。**川党参**:长 10～45 cm,直径 0.5～2 cm。表面灰黄色至黄棕色,有明显不规则的纵沟。质较软而结实,断面裂隙较少,皮部黄白色。

【饮片】　呈类圆形的厚片或段。外表皮灰黄色至黄棕色,切面皮部淡黄色至淡棕色,木部淡黄色,有裂隙或放射状纹理。**米炒党参**:形如党参饮片,表面深黄色,偶有焦斑。

【经验鉴别与功效速记】　党参长条圆柱根,纵皱抽沟兼横纹,狮子盘头菊花心,补益气血又生津。

18. 南沙参(Adenophorae Radix)

来源于桔梗科植物轮叶沙参(*Adenophora tetraphylla*(Thunb.)Fisch.)或沙参(*A. stricta* Miq.)的干燥根。

【药材】　呈圆锥形或圆柱形,略弯曲,长 7～27 cm,直径 0.8～3 cm。表面黄白色或淡棕黄色,凹陷处常有残留粗皮,上部多有深陷横纹,呈断续的环状,下部有纵纹和纵沟。顶端具 1～2 个根茎。体轻,质松泡,易折断,断面不平坦,黄白色,多裂隙。气微,味微甘。

【饮片】　类圆形的厚片。外表皮黄白色或淡棕黄色,断面具黄白色交错的纹理,多裂隙。

【经验鉴别与功效速记】　南沙参有单双芦,上部蚓纹下纵沟,花心裂质隙轻泡,养阴清肺祛痰好。

19. 木香(Aucklandiae Radix)

来源于菊科植物木香(*Aucklandia lappa* Decne.)的干燥根。

【药材】　呈圆柱形或半圆柱形,长 5～10 cm,直径 0.5～5 cm。表面黄棕色至灰褐色,有明显的皱纹、纵沟及侧根痕。质坚,不易折断,断面灰褐色至暗褐色,周边灰黄色或浅棕黄色,形成层环棕色,有放射状纹理及散在的褐色点状油室。气香特异,味微苦。

【饮片】　类圆形或不规则的厚片。外表皮黄棕色至灰褐色,有纵皱纹,切面棕黄色至棕褐色,中部有明显菊花心状的放射纹理,形成层环棕色,褐色油点(油室)散在。**煨木香**:形如木香片,棕黄色,气微香。

【经验鉴别与功效速记】　木香枯骨色棕黄,纵沟明显裹菱网,断面棕环朱砂点,行气止痛苦辛香。

20. 川木香(Vladimiriae Radix)

来源于菊科植物川木香(*Vladimiria souliei*(Franch.)Ling)或灰毛川木香(*V. souliei*(Franch.)Ling var. *cinerea* Ling)的干燥根。

【药材】　呈圆柱形或有纵槽的半圆柱形,稍弯曲,长 10～30 cm,直径 1～3 cm。表面黄褐色或棕褐色,具纵皱纹,外皮脱落处可见丝瓜络状细筋脉。根头偶有黑色发黏的胶状物,习称"油头"。体较轻,质硬脆,易折断,断面黄白色或黄色,有深黄色稀疏油点及裂隙,木部宽广,有放射状纹理,有的中心呈枯朽状。气微香,味苦,嚼之粘牙。

【饮片】 类圆形片,直径 1.5～3 cm。外皮黄褐色至棕褐色,切面黄白色至黄棕色,有深棕色稀疏油点,木部显菊花心状的放射纹理,有的中心呈枯朽状,周边有一明显的环纹,体较轻,质硬脆。气微香,味苦,嚼之粘牙。**煨川木香**:形如川木香片,气微香,味苦,嚼之粘牙。

【经验鉴别与功效速记】 川香铁杆并槽子,表见油头丝瓜络,断见油点及裂隙,行气止痛亦不错。

21. 白术(Atractylodis Macrocephalae Rhizoma)

来源于菊科植物白术(*Atractylodes macrocephala* Koidz.)的干燥根茎。

【药材】 呈不规则的肥厚团块,长 3～13 cm,直径 1.5～7 cm。表面灰黄色或灰棕色,有瘤状突起及断续的纵皱和沟纹,并有须根痕,顶端有残留茎基和芽痕。质坚硬不易折断,断面不平坦,黄白色至淡棕色,有棕黄色的点状油室散在;烘干者断面角质样,色较深或有裂隙。气清香,味甘、微辛,嚼之略带黏性。

【饮片】 呈不规则的厚片。切面黄白色至淡棕色,散生棕黄色的点状油室,木部具放射状纹理;烘干者切面呈角质样,色较深或有裂隙。**麸炒白术**:形如白术片,表面黄棕色,偶见焦斑。略有焦香气。

【经验鉴别与功效速记】 白术云头鸡腿身,皮色灰黄质坚硬,断面菊心多麻点,健脾燥湿除痰饮。

22. 苍术(Atractylondis Rhizoma)

来源于菊科植物茅苍术(*Atractylodes lancea* (Thunb.) DC.)或北苍术(*A. chinensis* (DC.) Koidz.)的干燥根茎。

【药材】 **茅苍术**:呈不规则连珠状或结节状圆柱形,略弯曲,偶有分枝,长 3～10 cm,直径 1～2 cm。表面灰棕色,有皱纹、横曲纹及残留须根,顶端具茎痕或残留茎基。质坚实,断面黄白色或灰白色,散有多数橙黄色或棕红色油室,暴露稍久,可析出白色细针状结晶。气香特异,味微甘、辛、苦。**北苍术**:呈疙瘩块状或结节状圆柱形,长 4～9 cm,直径 1～4 cm。表面黑棕色,除去外皮者黄棕色。质较疏松,断面散有黄棕色油室。香气较淡,味辛、苦。

【饮片】 **茅苍术**:呈不规则类圆形或条形厚片。外表皮灰棕色至黄棕色,有皱纹,切面黄白色或灰白色,散有多数橙黄色或棕红色油室,有的可析出白色细针状结晶。**麸炒苍术**:形如苍术片,表面深黄色,散有多数棕褐色油室。有焦香气。

【经验鉴别与功效速记】 茅苍术形多连珠,灰棕面上须斑纹,内黄香霜朱砂点,燥湿健脾祛风湿。

23. 紫菀(Asteris Radix et Rhizoma)

来源于菊科植物紫菀(*Aster tataricus* L. f.)的干燥根及根茎。

【药材】　根茎呈不规则块状,大小不一,顶端有茎、叶的残基,质稍硬。根茎簇生多数细根,长 3～15 cm,直径 0.1～0.3 cm,多编成辫状。表面紫红色或灰红色,有纵皱纹,质较柔韧。气微香,味甜、微苦。

【饮片】　呈不规则的厚片或段。根外表皮紫红色或灰红色,有纵皱纹,切面淡棕色,中心具棕黄色的木心。气微香,味甜、微苦。

【经验鉴别与功效速记】　紫菀紫红质柔软,加工多为结小辫,气微香味甜微苦,治风寒咳嗽气喘。

24.漏芦(Rhapontici Radix)

来源于菊科植物祁州漏芦(*Rhaponticum uniflorum*（L.）DC.)的干燥根。

【药材】　呈圆锥形或扁片块状,多扭曲,长短不一,直径 1～2.5 cm。表面暗棕色、灰褐色或黑褐色,粗糙,具纵沟及菱形的网状裂隙。外层易剥落,根头部膨大,有残茎和鳞片状叶基,顶端有灰白色绒毛。体轻,质脆,易折断,断面不整齐,灰黄色,有裂隙,中心有的呈星状裂隙,灰黑色或棕黑色。气特异,味微苦。

【饮片】　呈类圆形或不规则的厚片。外表皮暗棕色至黑褐色,粗糙,有网状裂纹。切面黄白色至灰黄色,有放射状裂隙。气特异,味微苦。

【经验鉴别与功效速记】　漏芦圆锥或裂块,表面粗糙皮易掰,断面中央星状裂,清热毒通乳通脉。

（三）显微鉴定

1.龙胆

【根横切面】　表皮细胞有时残存,外壁较厚。皮层窄,外皮层细胞类方形,壁稍厚,木栓化;内皮层细胞切向延长,每一细胞由纵向壁分隔成数个类方形小细胞。韧皮部宽广,有裂隙。形成层不甚明显,木质部导管 3～10 个群束,髓部明显。薄壁细胞含细小草酸钙针晶。

【粉末】　淡黄棕色。龙胆外皮层细胞表面观类纺锤形,每一细胞由横壁分隔成数个扁方形的小细胞。内皮层细胞表面观类长方形,甚大,平周壁显纤细的横向纹理,每一细胞由纵隔壁分隔成数个栅状小细胞,纵隔壁大多连珠状增厚。薄壁细胞含细小草酸钙针晶。网纹导管及梯纹导管可见。

2.黄芩

【根横切面】　木栓层外缘多破裂,木栓细胞扁平,其中有石细胞散在。韧皮部较宽,有多数石细胞和纤维,单个散在或数个成群,石细胞多分布于外侧,韧皮部纤维多分布于内侧。形成层成环,木质部导管多个成束。老根中央有木栓化细胞环形成。薄壁细胞中含有淀粉粒。

【粉末】　黄色。韧皮纤维单个散在或数个成束,梭形,壁厚,孔沟细。石细胞呈类圆形、类方形或长方形,壁较厚或甚厚。木栓细胞棕黄色,多角形。网纹导管多见,木纤维多碎断,有稀疏斜纹孔。淀粉粒甚多,单粒类球形,脐点明显,复粒由2~3分粒组成。

四、实验报告

（1）写出下列中药材及饮片的性状鉴定主要特征:龙胆、秦艽、白前、白薇、紫草、丹参、黄芩、生地黄、熟地黄、玄参、胡黄连、巴戟天、茜草、续断、天花粉、桔梗、党参、南沙参、木香、川木香、白术、苍术、紫菀、漏芦。

（2）拍摄龙胆根、黄芩根生物制片的横切面组织结构,并写出主要特征。

（3）写出龙胆、黄芩粉末鉴定的主要特征并拍照,绘制简图。

实验四　根及根茎类中药的鉴别（四）

一、目的要求

（1）掌握三棱等 26 种根及根茎类中药材及饮片的性状鉴别。

（2）掌握苍术、半夏的显微鉴定特征。

二、仪器、试剂及材料

1. 仪器

生物显微镜、显微鉴定常用实验器具。

2. 试剂

蒸馏水、水合氯醛、稀甘油。

3. 材料

药材及饮片:三棱、泽泻、香附、天南星、半夏、白附子、石菖蒲、百部、川贝母、浙贝母、黄精、玉竹、重楼、麦冬、天冬、知母、山药、射干、干姜、莪术、姜黄、高良姜、郁金、天麻、山慈菇、白及。

粉末:苍术、半夏。

组织切片:苍术根茎横切片。

三、实验内容

（一）药材及饮片性状鉴别要点

1. 三棱(Sparganii Rhizoma)

来源于黑三棱科植物黑三棱(*Sparganium stoloniferum* Buch.-Ham.)的干燥块茎。

【药材】 呈圆锥形,略扁,长 2~6 cm,直径 2~4 cm。表面黄白色或灰黄色,有刀削痕,须根痕小点状,略呈横向环状排列。体重,质坚实。气微,味淡,嚼之微有麻辣感。

【饮片】 呈类圆形薄片,切面灰白色或黄白色,粗糙,有较多明显的细筋脉点,须根痕小点状。气微,味淡,嚼之微有麻辣感。**醋三棱**:呈类圆形薄片,表面灰黄色,偶见焦黄斑。微有醋气。

【经验鉴别与功效速记】 荆三棱呈圆锥形,灰黄颜色刀削痕,质坚断面显脉点,破血祛瘀理气痛。

2. 泽泻(Alismatis Rhizoma)

来源于泽泻科植物泽泻(*Alisma orientalis* (Sam.) Juzep.)的干燥块茎。

【药材】 呈类球形、椭圆形或卵圆形,长 2~7 cm,直径 2~6 cm。表面淡黄色至淡黄棕色,有不规则的横向环状浅沟纹和多数细小突起的须根痕,底部有的有瘤状芽痕。质坚实,断面黄白色,粉性,有多数细孔。气微,味微苦。

【饮片】 呈圆形或椭圆形厚片。外表皮黄白色或淡黄棕色,可见细小突起的须根痕。切面黄白色,粉性,有多数细孔。**盐泽泻**:形如泽泻片,表面淡黄棕或黄褐色,偶见焦斑。味微咸。

【经验鉴别与功效速记】 泽泻类圆倒卵形,表面黄白布岗纹,断面粉性多细孔,利尿渗湿相火清。

3. 香附(Cyperi Rhizoma)

来源于莎草科植物莎草(*Cyperus rotundus* L.)的干燥根茎。

【药材】 多呈纺锤形,有的略弯曲,长 2~3.5 cm,直径 0.5~1 cm。表面棕褐色或黑褐色,有纵皱纹,并有 6~10 个略隆起的环节,节上有未除净的棕色毛须和须根断痕,去净毛须者较光滑,环节不明显。质硬,经蒸煮者断面黄棕色或红棕色,角质样。生晒者断面色白而显粉性,内皮层环纹明显,中柱色较深,点状维管束散在。气香,味微苦。

【饮片】 呈不规则厚片。外表皮棕褐色或黑褐色,有时可见环节。切面色白或黄棕色,质硬,内皮层环纹明显。气香,味微苦。

【经验鉴别与功效速记】 香附形状似枣核,遍体棕须倒一侧,断面粉性气芳香,疏肝理气调经择。

4. 天南星(Arisaematis Rhizoma)

来源于天南星科植物天南星(*Arisaema erubescens*(Wall.)Schott.)、异叶天南星(*A. heterophyllum* Blume.)或东北天南星(*A. amurense* Maxim.)的干燥块茎。

【药材】 呈扁球形,高1~2 cm,直径1.5~6.5 cm。表面类白色或淡棕色,较光滑,顶端有凹陷的茎痕,周围有麻点状根痕,有的块茎周边有小扁球状侧芽。质坚硬,不易破碎,断面不平坦,白色,粉性。气微辛,味麻辣。

【饮片】 呈扁球形。表面类白色或淡棕色,较光滑,顶端有凹陷的茎痕,周围有麻点状根痕,有的块茎周边有小扁球状侧芽。**制天南星**:呈类圆形或不规则形的薄片。颜色为黄色或淡棕色。质脆,易碎,断面角质样,光滑。气微,味涩,微麻。**胆南星**:呈方块状或圆柱状。颜色为棕黄色、灰棕色或棕黑色。质硬,气微腥,味苦。

【经验鉴别与功效速记】 南星虎掌扁球形,茎痕凹入棕眼明,断面筋脉尝麻舌,燥湿化痰善解痉。

5. 半夏(Pinelliae Rhizoma)

来源于天南星科植物半夏(*Pinellia ternata*(Thunb.)Breit.)的干燥块茎。

【药材】 呈类球形,有的稍偏斜,直径1~1.5 cm。表面白色或浅黄色,顶端有凹陷的茎痕,周围密布麻点状根痕;下面钝圆,较光滑。质坚实,断面洁白,富粉性。气微,味辛辣、麻舌而刺喉。

【饮片】 呈不规则碎片形。表面白色或浅黄色。**清半夏**:呈现椭圆形、类圆形。切面淡灰至灰白色,可见灰白色点状或短线状维管束迹。质脆,易折断,断面白质样。气微,味微涩,微有麻舌感。**姜半夏**:呈片状、不规则颗粒状或类球形。表面棕褐色,质硬脆,断面淡黄棕色,常具有角质光泽。气微香,味淡,微有麻舌感,嚼之略粘牙。**法半夏**:呈类球形或破碎成不规则的颗粒状。表面淡黄白色、黄色或棕黄色,质较松脆或硬脆,断面黄色或淡黄色,颗粒者质稍硬脆。气微,味淡略甘,微有麻舌感。

【经验鉴别与功效速记】 半夏偏斜类圆球,麻点凹陷脐眼留,横切肾形尝麻舌,燥湿化痰兼止呕。

6. 白附子(Typhonii Rhizoma)

来源于天南星科植物独角莲(*Typhonium giganteum* Engl.)的干燥块茎。

【药材】 呈椭圆形或卵圆形,长2~5 cm,直径1~3 cm。表面白色至黄白色,略粗糙,有环纹及须根痕,顶端有茎痕或芽痕。质坚硬,断面白色,粉性。气微,味淡、麻辣刺舌。

【饮片】 制白附子：呈类圆形或椭圆形厚片，外表皮淡棕色，切面黄色，角质。味淡，微有麻舌感。

【经验鉴别与功效速记】 白附子源独角莲，椭圆色白质坚硬，麻辣刺舌有毒性，祛风定惊解毒痛。

7. 石菖蒲(Acori Tatarinowii Rhizoma)

来源于天南星科植物石菖蒲(*Acorus tatarinowii* Schott)的干燥根茎。

【药材】 呈扁圆柱形，多弯曲，常有分枝，长 3～20 cm，直径 0.3～1 cm。表面棕褐色或灰棕色，粗糙，有疏密不匀的环节，节间长 0.2～0.8 cm，具细纵纹，一面残留须根或圆点状根痕。叶痕呈三角形，左右交互排列，有的其上有毛鳞状的叶基残余。质硬，断面纤维性，类白色或微红色，内皮层环明显，可见多数维管束小点及棕色油细胞。气芳香，味苦、微辛。

【饮片】 呈扁圆形或长条形的厚片。外表皮棕褐色或灰棕色，有的可见环节及根痕。切面纤维性，类白色或微红色，有明显环纹及油点。

【经验鉴别与功效速记】 菖蒲粗节似蜈蚣，扁曲分枝色灰棕，叶痕三角纤维足，豁痰开窍又和中。

8. 百部(Stemonae Radix)

来源于百部科植物直立百部(*Stemona sessilifolia* (Miq.) Miq.)、蔓生百部(*S. japonica* (Bl.) Miq.)或对叶百部(*S. tuberosa* Lour.)的干燥块根。

【药材】 **直立百部**：呈纺锤形，上端较细长，皱缩弯曲，长 5～12 cm，直径 0.5～1 cm。表面黄白色或淡棕黄色，有不规则深纵沟，间或有横皱纹。质脆，易折断，断面平坦，角质样，淡黄棕色或黄白色，皮部较宽，中柱扁缩。气微，味甘、苦。**蔓生百部**：两端稍狭细，表面多不规则皱褶和横皱纹。**对叶百部**：呈长纺锤形或长条形，长 8～24 cm，直径 0.8～2 cm。表面浅黄棕色至灰棕色，具浅纵皱纹或不规则纵槽。质坚实，断面黄白色至暗棕色，中柱较大，髓部类白色。

【饮片】 呈不规则厚片或不规则条形斜片。表面灰白色、棕黄色，有深纵皱纹。切面灰白色、淡黄棕色或黄白色，角质样。皮部较厚，中柱扁缩，质韧软。**蜜百部**：形同百部片，表面棕黄色或褐棕色，略带焦斑，稍有黏性。味甜。

【经验鉴别与功效速记】 百部纺锤或微弓，纵沟皱缩淡黄棕，中柱扁缩皮宽广，润肺止咳又杀虫。

9. 川贝母(Fritillariae Cirrhosae Bulbus)

来源于百合科植物川贝母(*Fritillaria cirrhosa* D. Don)、暗紫贝母(*F. unibracteata* Hsiao et K. C. Hsia)、甘肃贝母(*F. przewalskii* Maxim.)或梭砂贝母(*F. delavayi* Franch.)的干燥鳞茎。按性状不同分别习称为"松贝""青贝""炉贝"

和栽培品。

【药材】 松贝:呈类圆锥形或近球形,高 0.3～0.8 cm,直径 0.3～0.9 cm。表面类白色,外层鳞叶 2 瓣,大小悬殊,大瓣紧抱小瓣,未抱部分呈新月形,习称"怀中抱月"。顶部闭合,内有类圆柱形、顶端稍尖的心芽和小鳞叶 1～2 枚。先端钝圆或稍尖,底部平,微凹入,中心有一灰褐色的鳞茎盘,偶有残存须根。质硬而脆,断面白色,富粉性。气微,味微苦。**青贝**:呈类扁球形,高 0.4～1.4 cm,直径 0.4～1.6 cm。外层鳞叶 2 瓣,大小相近,相对抱合,顶部开裂,内有心芽和小鳞叶 2～3 枚及细圆柱形的残茎。**炉贝**:呈长圆锥形,高 0.7～2.5 cm,直径 0.5～2.5 cm。表面类白色或浅棕黄色,有的具棕色斑点,习称"虎皮斑"。外层鳞叶 2 瓣,大小相近,顶部开裂而略尖,习称"马牙嘴",基部稍尖或较钝。**栽培品**:呈类扁球形或短圆柱形,高 0.5～2 cm,直径 1～2.5 cm。表面类白色或浅棕黄色,稍粗糙,有的具浅黄色斑点。外层鳞叶 2 瓣,大小相近,顶部多开裂而较平。

【经验鉴别与功效速记】 松贝细圆怀抱月,青贝抱合顶开裂,炉贝马牙虎皮斑,润肺化痰功效捷。

10. **浙贝母**(Fritillariae Thunbergii Bulbus)

来源于百合科植物浙贝母(*Fritillaria thunbergii* Miq.)的干燥鳞茎。

【药材】 大贝:为鳞茎外层的单瓣鳞叶,略呈新月形,高 1～2 cm,直径 2～3.5 cm。外表面类白色至淡黄色,内表面白色或淡棕色,被有白色粉末。质硬而脆,易折断,断面白色至黄白色,富粉性。气微,味微苦。**珠贝**:为完整的鳞茎,呈扁圆形,高 1～1.5 cm,直径 1～2.5 cm。表面类白色,外层鳞叶 2 瓣,肥厚,略似肾形,互相抱合,内有小鳞叶 2～3 枚和干缩的残茎。

【饮片】 鳞茎外层的单瓣鳞叶切成的片,呈椭圆形或类圆形,直径 1～2 cm,边缘表面淡黄色,切面平坦,粉白色。质脆,易折断,断面粉白色,富粉性。

【经验鉴别与功效速记】 大贝单瓣似元宝,珠贝扁球瓣互抱,质硬而脆粉性足,清热化痰散结好。

11. **黄精**(Polygonati Rhizoma)

来源于百合科植物滇黄精(*Polygonatum kingianum* Coll. et Hemsl.)、黄精(*P. sibiricum* Red.)或多花黄精(*P. cyrtonema* Hua)的干燥根茎。按形状不同,习称"大黄精""鸡头黄精""姜形黄精"。

【药材】 大黄精:呈肥厚肉质的结节块状,结节长可达 10 cm 以上,宽 3～6 cm,厚 2～3 cm。表面淡黄色至黄棕色,具环节,有皱纹及须根痕,结节上侧茎痕呈圆盘状,圆周凹入,中部突出。质硬而韧,不易折断,断面角质,淡黄色至黄棕色。气微,味甜,嚼之有黏性。**鸡头黄精**:呈结节状弯柱形,长 3～10 cm,直径 0.5～1.5 cm。结节长 2～4 cm,略呈圆锥形,常有分枝。表面黄白色或灰黄色,半透明,有纵皱纹,茎痕圆形,直径5～8 mm。**姜形黄精**:呈长条结节块状,长短不等,常数个块状结节相连。表面灰黄色或黄褐色,粗糙,结节上侧有突出的圆盘状,茎痕,直径0.8～1.5 cm。味苦者不可药用。

【饮片】　呈不规则的厚片,外表皮淡黄色至黄棕色。切面略呈角质样,淡黄色至黄棕色,可见多数淡黄色筋脉小点。质稍硬而韧。气微,味甜,嚼之有黏性。

【经验鉴别与功效速记】　黄精环节圆疤清,状如鸡头或姜形,断面麻点角质黏,补气滋阴保康宁。

12. 玉竹 (Polygonati Odorati Rhizoma)

来源于百合科植物玉竹(*Polygonatum ordoratum* (Mill.) Druce)的干燥根茎。

【药材】　呈长圆柱形,略扁,少有分枝,长4～18 cm,直径0.3～1.6 cm。表面黄白色或淡黄棕色,半透明,具纵皱纹和微隆起的环节,有白色圆点状的须根痕和圆盘状茎痕。质硬而脆或稍软,易折断,断面角质样或显颗粒性。气微,味甘,嚼之发黏。

【饮片】　呈不规则厚片或段。外表皮黄白色至淡黄棕色,半透明,有时可见环节。切面角质样或显颗粒性。气微,味甘,嚼之发黏。

【经验鉴别与功效速记】　玉竹有节色淡黄,扁圆弯曲蠕虫样,硬脆角质半透明,养阴润燥止渴良。

13. 重楼 (Paridis Rhizoma)

来源于百合科植物重楼属植物华重楼(*Paris polyphylla* Smith var. *chinenisi* (Franch.) Hara)、云南重楼(*P. polyphylla* Smith var. *yunnanensis* (Franch.) Hand.-Mazz.)或七叶一枝花(*P. polyphylla*)的干燥根茎。

【药材】　呈结节状扁圆柱形,略弯曲,长5～12 cm,直径1～4.5 cm。表面黄棕色或灰棕色,外皮脱落处呈白色;密具层状突起的粗环纹,一面结节明显,结节上具椭圆形凹陷茎痕,另一面有疏生的须根或疣状须根痕。顶端具鳞叶和茎的残基。质坚实,断面平坦,白色至浅棕色,粉性或角质。气微,味微苦、麻。

【经验鉴别与功效速记】　重楼七叶一枝花,根茎结节半圆疤,断面白色粉性足,解毒镇惊定咳喘。

14. 麦冬 (Ophiopogonis Radix)

来源于百合科植物麦冬(*Ophiopogon japonicus* (L. f.) Ker-Gawl.)的干燥块根。

【药材】　纺锤形,两端略尖,长1.5～3 cm,直径0.3～0.6 cm。表面淡黄色或灰黄色,有细纵纹。质柔韧,断面黄白色,半透明,中柱细小。气微香,味甘、微苦。

【经验鉴别与功效速记】　麦冬黄白半透明,两端略尖纺锤形,蜡质黏性木心细,滋养肺胃清心营。

15. 天冬(Asparagi Radix)

来源于百合科植物天门冬(*Asparagus cochinchinensis*（Lour.）Merr.）的干燥块根。

【药材】 呈长纺锤形,略弯曲,长 5～18 cm,直径 0.5～2 cm。表面黄白色至淡黄棕色,半透明,光滑或具深浅不等的纵皱纹,偶有残存的灰棕色外皮。质硬或柔润,有黏性,断面角质样,中柱黄白色。气微,味甜、微苦。

【饮片】 呈类圆形或不规则形的片。外表面黄白色至淡黄棕色,半透明,光滑或具深浅不等的纵皱纹,偶有残存的灰棕色外皮。质硬或柔润,有黏性。切面角质样,中柱黄白色。气微,味甜、微苦。

【经验鉴别与功效速记】 天冬长纺锤形根,表面黄白细沟纹,黏润角质半透明,养阴清热滋肺肾。

16. 知母(Anemarrhenae Rhizoma)

来源于百合科植物知母(*Anemarrhena asphodeloides* Bunge.）的干燥根茎,习称"毛知母"。

【药材】 **毛知母**:呈长条状,顶端具黄色的叶痕及茎叶残痕。上面有一凹沟,具紧密排列的环节,节上密生由两侧向根茎上方生长的残存叶基,下面隆起具点状根痕。质硬,嚼之带黏性。**知母肉**:已去皮,黄白色或浅黄棕色,易折断。

【饮片】 呈不规则类圆形的厚片。外表皮黄棕色或棕色,可见少量残存的黄棕色叶基纤维和凹陷或突起的点状根痕。切面黄白色至黄色。气微,味微甜、略苦,嚼之带黏性。**盐知母**:形如知母,色黄或微带焦斑,味微咸。

【经验鉴别与功效速记】 知母淡灰金包头,纵沟环节黄毛密,背皱凹陷有根痕,清热降火能滋阴。

17. 山药(Dioscoreae Rhizoma)

来源于薯蓣科植物薯蓣(*Dioscorea opposita* Thunb.）的干燥根茎。

【药材】 **毛山药**:略呈圆柱形,弯曲而稍扁,长 15～30 cm,直径 1.5～6 cm。表面黄白色或淡黄色,有纵沟、纵皱纹及须根痕,偶有浅棕色外皮残留。体重,质坚实,不易折断,断面白色,粉性。气微,味淡、微酸,嚼之发黏。**光山药**:呈圆柱形,两端平齐,长 9～18 cm,直径 1.5～3 cm。表面光滑,白色或黄白色。

【饮片】 不规则的厚片,皱缩不平,切面白色或黄白色,质坚脆,粉性。气微,味淡、微酸。

【经验鉴别与功效速记】 山药圆柱白又坚,粉足微酸嚼发黏,补益脾胃与肺肾,阴虚气弱用之先。

18. 射干(Belamcandae Rhizoma)

来源于鸢尾科植物射干(*Belamcanda chinensis*（L.）DC.）的干燥根茎。

【药材】　呈不规则结节状,长3～10 cm,直径1～2 cm。表面黄褐色、棕褐色或黑褐色,皱缩,有较密的环纹。上面有数个圆盘状凹陷的茎痕,偶有茎基残存,下面有残留细根及根痕。质硬,断面黄色,颗粒性。气微,味苦、微辛。

【经验鉴别与功效速记】　射干根茎结节状,表面灰黄环纹密,遇水染成黄绿液,解毒利咽痰喘息。

19．干姜(Zingiberis Rhizoma)

来源于姜科植物姜(*Zingiber officinale* Rosc.)的干燥根茎。

【药材】　呈扁平块状,具指状分枝,长3～7 cm,厚1～2 cm。表面灰黄色或浅灰棕色,粗糙,具纵皱纹和明显的环节。分枝处常有鳞叶残存,分枝顶端有茎痕或芽。质坚实,断面黄白色或灰白色,粉性或颗粒性,内皮层环纹明显,维管束及黄色油点散在。气香、特异,味辛辣。

【饮片】　呈不规则片块状,厚0.2～0.4 cm。**姜炭**:形如干姜片块,表面焦黑色,内部棕褐色,体轻,质松脆。味微苦、微辣。

【经验鉴别与功效速记】　干姜分枝扁块状,环节明显色棕灰,断面环纹辛辣味,温中回阳与温肺。

20．莪术(Curcumae Rhizoma)

来源于姜科植物蓬莪术(*Curcuma phaeocaulis* Val.)、广西莪术(*C. kwang-siensis* S. G. Lee et C. F. Liang)或温郁金(*C. wenyujin* Y. H. Chen et C. Ling)的干燥根茎;来源温郁金者习称"温莪术"。

【药材】　**蓬莪术**:呈卵圆形、长卵形、圆锥形或长纺锤形,顶端多钝尖,基部钝圆,长2～8 cm,直径1.5～4 cm。表面灰黄色至灰棕色,上部环节突起,有圆形微凹的须根痕或残留的须根,有的两侧各有一列下陷的芽痕和类圆形的侧生根茎痕,有的可见刀削痕。体重,质坚实,断面灰褐色至蓝褐色,蜡样,常附有灰棕色粉末,皮层与中柱易分离,内皮层环纹棕褐色。气微香,味微苦而辛。**广西莪术**:环节稍突起,断面黄棕色至棕色,常附有淡黄色粉末,内皮层环纹黄白色。**温莪术**:断面黄棕色至棕褐色,常附有淡黄色至黄棕色粉末。气香或微香。

【饮片】　呈类圆形或椭圆形的厚片。外表皮灰黄色或灰棕色,有时可见环节或须根痕,切面黄绿色、黄棕色或棕褐色,内皮层环纹明显,散在"筋脉"小点。气微香,味微苦而辛。**醋莪术**:形如莪术片,色泽加深,角质样,微有醋香气。

【经验鉴别与功效速记】　莪术卵圆一端尖,表面土黄质重坚,碴口光泽味似姜,活血破瘀消积痛。

21．姜黄(Curcumae Longae Rhizoma)

来源于姜科植物姜(*Zingiber officinale* Rosc.)的干燥根茎。

【药材】　呈不规则卵圆形、圆柱形或纺锤形,常弯曲,有的具短叉状分枝,长

2~5 cm,直径 1~3 cm。表面深黄色,粗糙,有皱缩纹理和明显环节,并有圆形分枝痕及须根痕。质坚实,不易折断,断面棕黄色至金黄色,角质样,有蜡样光泽,内皮层环纹明显,维管束呈点状散在。气香特异,味苦、辛。

【饮片】 呈不规则或类圆形的厚片。外表皮深黄色,有时可见环节,切面棕黄色至金黄色,角质样,内皮层环纹明显,维管束呈点状散在。气香特异,味苦、辛。

【经验鉴别与功效速记】 姜黄长卵如蝉肚,外皮棕黄质坚重,断面深黄蜡光泽,破血行气理滞痛。

22. 高良姜(Alpiniae Officinarum Rhizoma)

来源于姜科植物高良姜(*Alpinia officinarum* Hance)的干燥根茎。

【药材】 呈圆柱形,多弯曲,有分枝,长 5~9 cm,直径 1~1.5 cm。表面棕红色至暗褐色,有细密的纵皱纹和灰棕色的波状环节,节间长 0.2~1 cm,一面有圆形的根痕。质坚韧,不易折断,断面灰棕色或红棕色,纤维性,中柱约占 1/3。气香,味辛辣。

【饮片】 呈类圆形或不规则形的薄片。外表皮棕红色至暗棕色,有的可见环节和须根痕。切面灰棕色至红棕色,外周色较淡,具多数散在的筋脉小点,中心圆形,约占 1/3。气香,味辛辣。

【经验鉴别与功效速记】 分叉棕红高良姜,波状环节质韧坚,断面纤维姜香味,温胃散寒止痛良。

23. 郁金(Curcumae Radix)

来源于姜科植物温郁金(*Curcuma wenyujin* Y. H. Chen et C. Ling)、姜黄(*C. longa* L.)、广西莪术(*C. kwangsiensis* S. G. Lee et C. F. Liang)或蓬莪术(*C. phaeocaulis* Val.)的干燥块根,前两者分别习称"温郁金"和"黄丝郁金",其余按性状不同习称"桂郁金"或"绿丝郁金"。

【药材】 **温郁金**:呈长圆形或卵圆形,稍扁,有的微弯曲,两端渐尖,长 3.5~7 cm,直径 1.2~2.5 cm。表面灰褐色或灰棕色,具不规则的纵皱纹,纵纹隆起处色较浅。质坚实,断面灰棕色,角质样,内皮层环明显。气微香,味微苦。**黄丝郁金**:呈纺锤形,有的一端细长,长 2.5~4.5 cm,直径 1~1.5 cm。表面棕灰色或灰黄色,具细皱纹,断面橙黄色,外周棕黄色至棕红色。气芳香,味辛辣。**桂郁金**:呈长圆锥形或长圆形,长 2~6.5 cm,直径 1~1.8 cm。表面具疏浅纵纹或较粗糙网状皱纹。气微,味微辛、苦。**绿丝郁金**:呈长椭圆形,较粗壮,长 1.5~3.5 cm,直径 1~1.2 cm。气微,味淡。

【饮片】 呈椭圆形或长条形薄片。外表皮灰黄色、灰褐色至灰棕色,具不规则的纵皱纹,切面灰棕色、橙黄色至灰黑色。角质样,内皮层环明显。

【经验鉴别与功效速记】 郁金常见纺锤形,外表灰黄皱缩皮,断面平滑亮环显,解郁祛瘀止痛灵。

24．天麻(Gastrodiae Rhizoma)

来源于兰科植物天麻(*Gastrodia elata* Blume.)的干燥块茎。

【药材】　呈椭圆形或长条形,略扁,皱缩而稍弯曲,长 3～15 cm,宽 1.5～6 cm,厚 0.5～2 cm。表面黄白色至黄棕色,有纵皱纹及由潜伏芽排列而成的横环纹多轮,有时可见棕褐色菌索。顶端有红棕色至深棕色鹦嘴状的芽或残留茎基,另一端有圆脐形瘢痕。质坚硬,不易折断,断面较平坦,黄白色至淡棕色,角质样。气微,味甘。

【饮片】　呈不规则的薄片。外表皮淡黄色至淡黄棕色,有时可见点状排成的横环纹切面黄白色至淡棕色,角质样,半透明。气微,味甘。

【经验鉴别与功效速记】　天麻扁缩弯椭圆,鹦哥嘴与肚脐眼,点状环纹蛤蟆皮,平肝息风止头眩。

25．山慈菇(Cremastrae Pseudobulbus / Pleiones Pseudobulbus)

来源于兰科植物杜鹃兰(*Cremastra appendiculata* (D. Don) Makino)、独蒜兰(*Pleione bulbocodioides* (Franch.) Rolfe)或云南独蒜兰(*P. yunnanensis* Rolfe)的干燥假鳞茎,前者习称"毛慈菇",后两者习称"冰球子"。

【药材】　**毛慈菇**:呈不规则扁球形或圆锥形,顶端渐突起,基部有须根痕,长 1.8～3 cm,膨大部直径 1～2 cm。表面黄棕色或棕褐色,有纵皱纹或纵沟,中部有 2～3 条微突起的环节,节上有鳞片叶干枯腐烂后留下的丝状纤维。质坚硬,难折断,断面灰白色或黄白色,略呈角质。气微,味淡,带黏性。**冰球子**:呈圆锥形,瓶颈状或不规则团块,直径 1～2 cm,高 1.5～2.5 cm。顶端渐尖,尖端断头处呈盘状,基部膨大且圆平,中央凹入,有 1～2 条环节,多偏向一侧。撞去外皮者表面黄白色,带表皮者浅棕色,光滑,有不规则皱纹。断面浅黄色,角质样,半透明。

【经验鉴别与功效速记】　山慈菇分毛冰球,中部均束有腰箍,质硬难折具角质,化痰散结清热毒。

26．白及(Bletillae Rhizoma)

来源于兰科植物白及(*Bletilla striata* (Thunb. ex A. Murray) Rchb. f.)的块茎。

【药材】　呈不规则扁圆形,多有 2～3 个爪状分枝,长 1.5～5 cm,厚 0.5～1.5 cm。表面灰白色或黄白色,有数圈同心环节和棕色点状须根痕,上面有突起的茎痕,下面有连接另一块茎的痕迹。质坚硬,不易折断,断面类白色,角质样。气微,味苦,嚼之有黏性。

【饮片】　呈不规则扁圆形,多有 2～3 个爪状分枝,质坚硬。断面类白色,角质样,嚼之有黏性。

【经验鉴别与功效速记】　白及灰白鹰爪形,茎痕外围环心纹,角质性黏透明样,收敛止血消肿灵。

（二）显微鉴定

1. 苍术（茅苍术）

【横切面】 木栓层内夹有石细胞带 3～8 条不等，每一石细胞带由 2～3 层类长方形的石细胞集成。皮层宽广，其间散有大型油室，韧皮部狭小。形成层成环木质部有纤维束，与导管群相间排列。射线和髓部均散有油室。薄壁细胞含有菊糖和细小的草酸钙针晶。

【粉末】 棕色。草酸钙针晶细小，不规则地充塞于薄壁细胞中。纤维大多成束，长梭形，壁甚厚，木化。石细胞甚多，有时与木栓细胞联结，多角形、类圆形或类长方形，甚厚，壁极厚。菊糖多见，表面呈放射状纹理。

2. 半夏

【粉末】 类白色。淀粉粒甚多，单粒类圆形、半圆形或圆多角形，脐点裂缝状、人字状或星状；复粒由 2～6 分粒组成。草酸钙针晶束存在于椭圆形黏液细胞中，或随处散在。有螺纹导管。

四、实验报告

（1）写出下列中药材及饮片的性状鉴定主要特征：三棱、泽泻、香附、天南星、半夏、白附子、石菖蒲、百部、川贝母、浙贝母、黄精、玉竹、重楼、麦冬、天冬、知母、山药、射干、干姜、莪术、姜黄、高良姜、郁金、天麻、山慈菇、白及。

（2）拍摄苍术根茎横切面组织构造，并写出主要特征。

（3）写出苍术、半夏粉末鉴定的主要特征并拍照，绘制简图。

实验五　茎木类及皮类中药的鉴别

一、目的要求

（1）掌握海风藤等 10 种茎木类、桑白皮等 14 种皮类中药材及饮片的性状鉴别。

（2）掌握厚朴、肉桂、关黄柏的显微鉴定特征。

二、仪器、试剂及材料

1. 仪器
生物显微镜、显微鉴定常用实验器具。

2. 试剂
蒸馏水、水合氯醛、稀甘油。

3. 材料
药材及饮片：海风藤、川木通、木通、大血藤、苏木、鸡血藤、降香、沉香、通草、钩藤、桑白皮、牡丹皮、厚朴、肉桂、杜仲、合欢皮、黄柏、关黄柏、白鲜皮、苦楝皮、五加皮、秦皮、香加皮、地骨皮。

粉末：厚朴、肉桂、关黄柏。

组织切片：厚朴、肉桂干皮横切面及关黄柏横切面。

三、实验内容

（一）药材及饮片性状鉴别要点

1. 海风藤（Piperis Kadsurae Caulis）
来源于胡椒科植物风藤（*Piper kadsura*（Choisy）Ohwi）的干燥藤茎。

【药材】　呈扁圆柱形，微弯曲，长 15～60 cm，直径 0.3～2 cm。表面灰褐色或褐色，粗糙，有纵向棱状纹理及明显的节，节间长 3～12 cm，节部膨大，上生不定根。体轻，质脆，易折断，断面不整齐，皮部窄，木部宽广，灰黄色，导管孔多数，射线灰白色，放射状排列，皮部与木部交界处常有裂隙，中心有灰褐色髓。气香，味微苦、辛。

【经验鉴别与功效速记】　海风藤皮灰褐色，断面皮窄中间髓，夹有木部放射状，祛风除湿经络通。

2. 川木通（Clematidis Armandii Caulis）
来源于毛茛科植物小木通（*Clematis armandii* Franch.）或绣球藤（*C. montana* Buch.-Ham.）的干燥藤茎。

【药材】　呈长圆柱形，略扭曲，长 50～100 cm，直径 2～3.5 cm。表面黄棕色或黄褐色，有纵向凹沟及棱线，节处多膨大，有叶痕及侧枝痕，残存皮部易撕裂。质坚硬，不易折断。切片厚 2～4 mm，边缘不整齐，残存皮部黄棕色，木部浅黄棕色或浅黄色，有黄白色放射状纹理及裂隙，其间布满导管孔，髓部较小，类白色或黄棕色,偶有空腔。气微,味淡。

【饮片】 呈类圆形厚片。边缘不整齐,残存皮部黄棕色,木部浅棕色或浅黄色,有黄白色放射状纹理及裂隙,其间布满导管孔,髓部较小,类白色或黄棕色,偶有空腔。

【经验鉴别与功效速记】 木通均为圆柱藤,关通粗滑车轮纹,川通节微断孔髓,清热利水乳汁通。

3. 木通(Akebiae Caulis)

来源于木通科植物木通(*Akebia puinata*(Thunb.)Decne.)、三叶木通(*A. trifoliata*(Thunb.)Koidz.)和白木通(*A. trifoliata*(Thunb.)Koidz. var. *australis*(Diels)Rehd.)的干燥藤茎。

【药材】 呈圆柱形,常稍扭曲,长30～70 cm,直径0.5～2 cm。表面灰棕色至灰褐色,外皮粗糙而有许多不规则的裂纹或纵沟纹,具突起的皮孔。节部膨大或不明显,具侧枝断痕。体轻,质坚实,不易折断,断面不整齐,皮部较厚,黄棕色,可见淡黄色颗粒状小点,木部黄白色,射线呈放射状排列,髓小或有时中空,黄白色或黄棕色。气微,味微苦而涩。

【饮片】 呈类圆形片,外皮粗糙,有裂纹或纵沟纹,皮部黄棕色;木部浅棕色或浅黄色,有放射状纹理,具突起的皮孔。皮部可见淡黄色颗粒状小点,木部射线呈放射状排列。

【经验鉴别与功效速记】 木通均为圆柱藤,关通粗滑车轮纹,川通节膨断孔髓,清热利水乳汁通。

4. 大血藤(Sargentodoxae Caulis)

来源于木通科植物大血藤(*Sargentodoxa cuneata*(Oliv.)Rehd. et Wils.)的干燥藤茎。

【药材】 呈圆柱形,略弯曲,长30～60 cm,直径1～3 cm。表面灰棕色,粗糙,外皮常呈鳞片状剥落,剥落处显暗红棕色,有的可见膨大的节和略凹陷的枝痕或叶痕。质硬,断面皮部红棕色,有数处向内嵌入木部,木部黄白色,有多数细孔状导管,射线呈放射状排列。气微,味微涩。

【经验鉴别与功效速记】 红藤圆柱棕色皮,节膨凹陷片状裂,断面射线棕红色,解毒消痈又活血。

5. 苏木(Sappan Lignum)

来源于豆科植物苏木(*Caesalpinia sappan* L.)的干燥心材。

【药材】 呈长圆柱形或对剖半圆柱形,长10～100 cm,直径3～12 cm。表面黄红色至棕红色,具刀削痕,常见纵向裂缝。质坚硬。断面略具光泽,年轮明显,有的可见暗棕色、质松、带亮星的髓部。气微,味微涩。

【经验鉴别与功效速记】　苏木黄红圆柱形,木质坚硬有削痕,截面同心环明显,活血通经祛瘀痛。

6. 鸡血藤(Spatholobi Caulis)

来源于豆科植物密花豆(*Spatholobus suberectus* Dunn)的干燥藤茎。

【药材】　为椭圆形、长矩圆形或不规则的斜切片,厚 0.3~1 cm。栓皮灰棕色,有的可见灰白色斑,栓皮脱落处显红棕色。质坚硬。切面木部红棕色或棕色,导管孔多数,韧皮部有树脂状分泌物,呈红棕色至黑棕色,与木部相间排列呈数个同心性椭圆形环或偏心性半圆形环;髓部偏向一侧。气微,味涩。

【经验鉴别与功效速记】　鸡血藤茎切面异,同心环纹红黑分,小髓居内偏一侧,补血通络活血行。

7. 降香(Dalbergiae Odoriferae Lignum)

来源于豆科植物降香檀(*Dalbergia odorifera* T. Chen)的树干和根的干燥心材。

【药材】　呈类圆柱形或不规细块状。表面紫红色或红褐色,切面有致密的纹理。质硬,有油性。气微香,味微苦。

【经验鉴别与功效速记】　降香色为暗红紫,体表留有刀削痕,木坚体重沉入水,活血止血又定痛。

8. 沉香(Aquilariae Lignum Resinatum)

来源于瑞香科植物白木香(*Aquilaria sinensis* (Lour.) Gilg)含有树脂的木材。

【药材】　呈不规则块、片状或盔帽状,有的为小碎块。表面凹凸不平,有刀痕,偶有孔洞,可见黑褐色树脂与黄白色木部相间的斑纹,孔洞及凹窝表面多呈朽木状。质较坚实,断面刺状。气芳香,味苦。

【饮片】　呈不规则片状、长条形或类方形小碎块状,长 0.3~7.0 cm,宽 0.2~5.5 cm。表面凹凸不平,有的有刀痕,偶有孔洞,可见黑褐色树脂与黄白色木部相间的斑纹。质较坚实,刀切面平整,折断面刺状。气芳香,味苦。

【经验鉴别与功效速记】　沉香沉水心材香,块片凹凸不等长,常见刀痕斑纹理,行气止痛温中强。

9. 通草(Tetrapanacis Medulla)

来源于五加科植物通脱木(*Tetrapanax papyriferus* (Hook.) K. Koch)的干燥茎髓。

【药材】　呈圆柱形,长 20~40 cm,直径 1~2.5 cm。表面白色或淡黄色,有浅纵沟纹。体轻,质松软,稍有弹性,易折断,断面平坦,显银白色光泽,中部有直径 0.3~1.5 cm 的空心或半透明的薄膜,纵剖面呈梯状排列,实心者少见。气微,味淡。

【经验鉴别与功效速记】 通草色白气微弹,质似白纸味淡升,纵剖见有层层膜,利尿通淋寒甘淡。

10. 钩藤(Uncariae Ramulus Cum Uncis)

来源于茜草科植物钩藤(*Uncaria rhynchophylla*(Miq.)Jacks.)、大叶钩藤(*U. macrophylla* Wall.)、毛钩藤(*U. hirsuta* Havil.)、华钩藤(*U. sinensis*(Oliv.)Havil.)或无柄果钩藤(*U. sessilifructus* Roxb.)的干燥带钩茎枝。

【药材】 茎枝呈圆柱形或类方柱形,长 2~3 cm,直径 0.2~0.5 cm。表面红棕色至紫红色者具细纵纹,光滑无毛。黄绿色至灰褐色者有的可见白色点状皮孔,被黄褐色柔毛。多数枝节上对生两个向下弯曲的钩(不育花序梗),或仅一侧有钩,另一侧为突起的瘢痕。钩略扁或稍圆,先端细尖,基部较阔。钩基部的枝上可见叶柄脱落后的窝点状痕迹和环状的托叶痕。质坚韧,断面黄棕色,皮部纤维性,髓部黄白色或中空。气微,味淡。

【经验鉴别与功效速记】 钩藤无毛或有毛,茎节长钩状如锚,质轻坚韧髓疏松,平肝降压双钩好。

11. 桑白皮(Mori Cortex)

来源于桑科植物桑(*Morus alba* L.)的干燥根皮。

【药材】 呈扭曲的卷筒状、槽状或板片状,长短宽窄不一,厚 1~4 mm。外表面白色或淡黄白色,较平坦,有的残留橙黄色或棕黄色鳞片状粗皮。内表面黄白色或灰黄色,有细纵纹。体轻,质韧,纤维性强,难折断,易纵向撕裂,撕裂时有粉尘飞扬。气微,味微甘。

【饮片】 呈丝条状,外表面白色或淡黄白色,有的残留橙黄色或棕黄色鳞片状粗皮;内表面黄白色或灰黄色,有细纵纹。体轻,质韧,纤维性强。气微,味微甘。
蜜桑白皮:呈不规则的丝条状,表面深黄色或棕黄色,略有光泽,质滋润,纤维性强,易纵向撕裂,气微,味甜。

【经验鉴别与功效速记】 桑皮扭曲呈槽筒,残留栓皮色黄棕,质韧纵裂露纤维,泻肺平喘消水肿。

12. 牡丹皮(Moutan Cortex)

来源于毛茛科植物牡丹(*Paeonia suffruticosa* Andr.)的干燥根皮。不去外皮者习称"连丹皮",刮去外皮者习称"刮丹皮"或"粉丹皮"。

【药材】 **连丹皮**:呈筒状或半筒状,有纵剖开的裂缝,略向内卷曲或张开,长 5~20 cm,直径 0.5~1.2 cm,厚 0.1~0.4 cm。外表面灰褐色或黄褐色,有多数横长皮孔样突起和细根痕,栓皮脱落处粉红色。内表面淡灰黄色或浅棕色,有明显的细纵纹,常见发亮的结晶。质硬而脆,易折断,断面较平坦,淡粉红色,粉性。气芳香,味微苦而涩。**刮丹皮**或**粉单皮**:外表面有刮刀削痕,外表面红棕色或淡灰黄色,有时可见灰褐色斑点状残存外皮。

【饮片】　呈圆形或卷曲形的薄片。内表面有时可见发亮的结晶,切面淡粉红色,粉性。气芳香,味微苦而涩。

【经验鉴别与功效速记】　连丹刮丹加工异,根去木心内黄棕,质脆气香断面平,清热凉血活化瘀。

13. **厚朴**(Magnoliae Officinalis Cortex)

来源于木兰科植物厚朴(*Magnolia officinalis* Rehd et Wils.)或凹叶厚朴(*M. officinalis* Rehd. et Wils. var. *biloba* Rehd. et Wils.)的干燥干皮、根皮及枝皮。

【药材】　干皮呈卷筒状或双卷筒状,长 30～35 cm,厚 0.2～0.7 cm,习称“筒朴”。近根部的干皮一端展开如喇叭口,长 13～25 cm,厚 0.3～0.8 cm,习称“靴筒朴”。外表面灰棕色或灰褐色,粗糙,有时呈鳞片状,较易剥落,有明显椭圆形皮孔和纵皱纹,刮去粗皮者显黄棕色。内表面紫棕色或深紫褐色,较平滑,具细密纵纹,划之显油痕。质坚硬,不易折断,断面颗粒性,外层灰棕色,内层紫褐色或棕色,有油性,有的可见多数小亮星。气香,味辛辣、微苦。根皮,习称“根朴”,呈单筒状或不规则块片;有的弯曲似鸡肠,习称“鸡肠朴”。质硬,较易折断,断面纤维性。枝皮(枝朴)呈单筒状,长 10～20 cm,厚 0.1～0.2 cm。质脆,易折断,断面纤维性。

【饮片】　呈弯曲的丝条状或单、双卷筒状。外表皮灰褐色,内表皮紫棕色或深紫褐色,具细密纵纹,划之显油痕。切面颗粒性,有油性,有的可见小亮晶。气香,味辛辣、微苦。**姜厚朴**:形如厚朴丝,表面灰褐色,偶见焦斑,略具姜辣气。

【经验鉴别与功效速记】　厚朴干皮卷筒样,外色灰棕内紫光,油痕亮晶辛香气,行气燥湿平喘良。

14. **肉桂**(Cinnamomi Cortex)

来源于樟科植物肉桂(*Cinnamomum cassia* Presl)的干燥树皮。

【药材】　呈槽状或卷筒状,长 30～40 cm,宽或直径 3～10 cm,厚 0.2～0.8 cm。外表面灰棕色,稍粗糙,有不规则的细皱纹和横向突起的皮孔,有的可见灰白色的斑纹。内表面红棕色,略平坦,有细纵纹,划之显油痕。质硬而脆,易折断,断面不平坦,外层棕色而较粗糙,内层红棕色而油润,两层间有一条黄棕色的线纹。气香浓烈,味甜、辣。

【经验鉴别与功效速记】　肉桂树皮槽卷筒,油纹线纹色棕红,气香特异味甜辣,补火壮阳血脉通。

15. **杜仲**(Eucommiae Cortex)

来源于杜仲科植物杜仲(*Eucommia ulmoides* Oliv.)的干燥树皮。

【药材】　呈板片状或两边稍向内卷,大小不一,厚 3～7 mm。外表面淡棕色或灰褐色,有明显的皱纹或纵裂槽纹,有的树皮较薄,未去粗皮,可见明显的皮孔。内表面暗紫色,光滑。质脆,易折断,断面有细密、银白色、富弹性的橡胶丝相连。气微,味稍苦。

【饮片】　呈小方形或丝状。外表面淡棕色或灰褐色,有明显的皱纹。内表面暗紫色,光滑。断面有细密、银白色、富弹性的橡胶丝相连。气微,味稍苦。**盐杜仲**:形如杜仲块或丝,表面黑褐色,内表面褐色,折断时胶丝弹性较差,味微咸。

【经验鉴别与功效速记】　杜仲树皮平板片,折断胶丝紧相连,外皮纵裂内光滑,补益肝肾筋骨健。

16. 合欢皮(Albizizae Cortex)

来源于豆科植物合欢(*Albizia julibrissin* Durazz.)的干燥树皮。

【药材】　呈卷曲筒状或半筒状,长 40～80 cm,厚 0.1～0.3 cm。外表面灰棕色至灰褐色,稍有纵皱纹,有的成浅裂纹,密生明显的椭圆形横向皮孔,棕色或棕红色,偶有突起的横棱或较大的圆形枝痕,常附有地衣斑。内表面淡黄棕色或黄白色,平滑,有细密纵纹。质硬而脆,易折断,断面呈纤维性片状,淡黄棕色或黄白色。气微香,味淡、微涩、稍刺舌,而后喉头有不适感。

【饮片】　呈弯曲的丝或块片状。外表面灰棕色至灰褐色,稍有纵皱纹,密生明显的椭圆形横向皮孔,棕色或棕红色。内表面淡黄棕色或黄白色,平滑,具细密纵纹。切面呈纤维性片状,淡黄棕色或黄白色。气微香,味淡、微涩、稍刺舌,而后喉头有不适感。

【经验鉴别与功效速记】　合欢树皮槽卷筒,外表灰绿色皮孔,味涩刺舌质硬脆,安神解郁消肿痛。

17. 黄柏(Phellodendri Chinensis Cortex)

来源于芸香科植物黄皮树(*Phellodendron chinense* Schneid.)的干燥树皮。

【药材】　呈板片状或浅槽状,长宽不一,厚 1～6 mm。外表面黄褐色或黄棕色,平坦或具纵沟纹,有的可见皮孔痕及残存的灰褐色粗皮。内表面暗黄色或淡棕色,具细密的纵棱纹。体轻,质硬,断面纤维性,呈裂片状分层,深黄色。气微,味极苦,嚼之有黏性。

【饮片】　呈丝条状。外表面黄褐色或黄棕色。内表面暗黄色或淡棕色,具纵棱纹。切面纤维性,呈裂片状分层,深黄色。味极苦。

【经验鉴别与功效速记】　黄柏树皮板片状,内外断面色均黄,燥湿泻火退虚热,疸痢淋带疮疡荡。

18. 关黄柏(Phellodendri Amurensis Cortex)

来源于芸香科植物黄檗(*Phellodendron amurense* Rupr.)的干燥树皮。

【药材】 呈板片状或浅槽状,长宽不一,厚2～4 mm。外表面黄绿色或淡棕黄色,较平坦,有不规则的纵裂纹,皮孔痕小而少见,偶有灰白色的粗皮残留,内表面黄色或黄棕色。体轻,质较硬,断面纤维性,有的呈裂片状分层,鲜黄色或黄绿色。气微,味极苦,嚼之有黏性。

【饮片】 呈丝状。外表面黄绿色或淡棕黄色,内表面黄色或黄棕色,切面鲜黄色或黄绿色,有的呈片状分层。味极苦,嚼之有黏性。**盐关黄柏**:形如关黄柏丝,深黄色,偶有焦斑。略具咸味。**关黄柏炭**:形如黄柏丝,表面焦黑色,断面焦褐色。质轻而脆。味微苦、涩。

【经验鉴别与功效速记】 关黄柏呈板片状,外表黄绿内黄棕,切面鲜黄味极苦,嚼之黏性泻火功。

19. 白鲜皮(Dictamni Cortex)

来源于芸香科植物白鲜(*Dictamnus dasycarpus* Turcz.)的干燥根皮。

【药材】 呈卷筒状,长5～15 cm,直径1～2 cm,厚0.2～0.5 cm。外表面灰白色或淡灰黄色,具细纵皱纹和细根痕;内表面类白色,有细纵纹。质脆,折断时有粉尘飞扬,断面不平坦,略呈层片状,剥去外层,迎光可见闪烁的小亮点。有羊膻气,味微苦。

【饮片】 呈不规则的厚片。外表皮灰白色或淡灰黄色,有突起的颗粒状小点,内表面类白色,有细纵纹。切面类白色,略呈层片状。有羊膻气,味微苦。

【经验鉴别与功效速记】 白鲜皮呈卷筒状,表面类白有侧根,片表层状小白晶,清热解毒祛风湿。

20. 苦楝皮(Meliae Cortex)

来源于楝科植物川楝(*Melia toosendan* Sieb. et Zucc.)或楝(*M. azedarach* L.)的干燥树皮及根皮。

【药材】 呈不规则板片状、槽状或半卷筒状,长宽不一,厚2～6 mm。外表面灰棕色或灰褐色,粗糙,有交织的纵皱纹和点状灰棕色皮孔,除去粗皮者淡黄色;内表面类白色或淡黄色。质韧,不易折断,断面纤维性,呈层片状,易剥离。气微,味苦。

【经验鉴别与功效速记】 苦楝皮呈筒槽皮,外面灰褐或麻点,纤维层片细网纹,功能杀虫又治癣。

21. 五加皮(Acanthopanacis Cortex)

来源于五加科植物细柱五加(*Acanthopanax gracilistylus* W. W. Smith)的干燥根皮。

【药材】 呈不规则卷筒状,长5～15 cm,直径0.4～1.4 cm,厚约0.2 cm。外表面灰褐色,有稍扭曲的纵皱纹和横长皮孔样瘢痕,内表面淡黄色或灰黄色,有细纵纹。体轻,质脆,易折断,断面不整齐,灰白色。气微香,味微辣而苦。

【经验鉴别与功效速记】　细卷筒状五加皮,外皮灰棕有纵纹,微香微辣又微苦,祛风除湿兼强筋。

22. 秦皮(Fraxini Cortex)

来源于木犀科植物苦枥白蜡树(*Fraxinus rhynchophylla* Hance)、白蜡树(*F. chinensis* Roxb.)、尖叶白蜡树(*F. szaboana* Lingelsh.)或宿柱白蜡树(*F. stylosa* Lingelsh.)的干燥枝皮或干皮。

【药材】　枝皮呈卷筒状或槽状,长 10～60 cm,厚 1.5～3 mm。外表面灰白色、灰棕色至黑棕色或相间呈斑状,平坦或稍粗糙,并有灰白色圆点状皮孔及细斜皱纹,有的具分枝痕。内表面黄白色或棕色,平滑。质硬而脆,断面纤维性,黄白色。气微,味苦。干皮为长条状块片,厚 3～6 mm。外表面灰棕色,具龟裂状沟纹及红棕色圆形或横长的皮孔。质坚硬,断面纤维性较强。

【饮片】　为长短不一的丝条状。外表面灰白色、灰棕色至黑棕色,内表面黄白色或棕色,平滑。切面纤维性,质硬,味苦。

【经验鉴别与功效速记】　秦皮槽形单筒状,外表灰绿皮孔多,浸液光照见荧光,清肝平喘又解毒。

23. 香加皮(Periplocae Cortex)

来源于萝藦科植物杠柳(*Periploca sepium* Bge.)的干燥根皮。

【药材】　呈卷筒状或槽状,少数呈不规则的块片状,长 3～10 cm,直径 1～2 cm,厚 0.2～0.4 cm。外表面灰棕色或黄棕色,栓皮松软常呈鳞片状,易剥落。内表面淡黄色或淡黄棕色,较平滑,有细纵纹。体轻,质脆,易折断,断面不整齐,黄白色。有特异香气,味苦。

【饮片】　呈不规则的厚片。外表面灰棕色或黄棕色,栓皮常呈鳞片状;内表面淡黄色或淡黄棕色,有细纵纹。切面黄白色。有特异香气,味苦。

【经验鉴别与功效速记】　萝藦杠柳入根皮,栓皮鳞片内黄棕,香气特异易折断,利水祛湿强筋骨。

24. 地骨皮(Lycii Cortex)

来源于茄科植物枸杞(*Lycium chinense* Mill.)或宁夏枸杞(*L. barbarum* L.)的干燥根皮。

【药材】　呈筒状或槽状,长 3～10 cm,宽 0.5～1.5 cm,厚 0.1～0.3 cm。外表面灰黄色至棕黄色,粗糙,有不规则纵裂纹,易成鳞片状剥落。内表面黄白色至灰黄色,较平坦,有细纵纹。体轻,质脆,易折断,断面不平坦,外层黄棕色,内层灰白色。气微,味微甘而后苦。

【经验鉴别与功效速记】　地骨根皮筒槽状,外表灰黄鳞片落,内表黄白细纵纹,凉血泻肺退骨蒸。

（二）显微鉴定

1. 厚朴

【横切面】　木栓层为 10 余列细胞,有的可见落皮层。皮层外侧有石细胞环带,内侧散有多数油细胞和石细胞群。韧皮部射线宽 1～3 列细胞;纤维多个成束;亦有油细胞散在。粉末棕色。纤维甚多,壁甚厚,有的呈波浪形或一边呈锯齿状,木化,孔沟不明显。石细胞类方形、椭圆形、卵圆形或不规则分枝状,有时可见层纹。油细胞椭圆形或类圆形,含黄棕色油状物。

【粉末】　厚朴:棕色。石细胞众多,类圆形、类方形和不规则的分枝状,有的分枝长而尖。纤维常成束,壁极厚,胞腔线性,有的呈波浪形或一边锯齿状。木栓细胞多角形。油细胞较大,椭圆形,细胞壁木化,含黄棕色油状物。

2. 肉桂

【横切面】　木栓细胞数列,最内层细胞外壁木化。皮层散有石细胞和分泌细胞。中柱鞘部位有石细胞群,断续排列成环,外侧伴有纤维束,石细胞通常外壁较薄。韧皮部射线宽 1～2 列细胞,含细小草酸钙针晶;纤维常 2～3 个成束;油细胞随处可见。薄壁细胞含淀粉粒。

【粉末】　红棕色。纤维大多单个散在,长梭形,壁厚,木化,纹孔不明显。石细胞类方形或类圆形,壁厚,有的三面增厚,一面菲薄。油细胞类圆形或长圆形。草酸钙针晶细小,散在于射线细胞中。木栓细胞多角形,含红棕色物。

3. 关黄柏

【横切面】　木栓细胞方形。皮层宽广,石细胞较少。射线平直。硬韧部不发达。

【粉末】　绿黄色或黄色。纤维鲜黄色,直径 16～38 μm,常成束,周围细胞含草酸钙方晶,形成晶纤维;含晶细胞壁木化增厚。石细胞鲜黄色,类圆形或纺锤形,有的呈分枝状,壁厚,层纹明显。

四、实验报告

（1）写出下列中药材及饮片的性状鉴定主要特征:海风藤、川木通、木通、大血藤、苏木、鸡血藤、降香、沉香、通草、钩藤、桑白皮、牡丹皮、厚朴、肉桂、杜仲、合欢皮、黄柏、关黄柏、白鲜皮、苦楝皮、五加皮、秦皮、香加皮、地骨皮。

（2）拍摄厚朴、肉桂和关黄柏横切片的组织结构图,并写出主要特征。

（3）写出厚朴、肉桂和关黄柏粉末鉴定的主要特征并拍照,绘制简图。

实验六　叶类及花类中药的鉴别

一、目的要求

（1）掌握石韦等 11 种叶类、松花粉等 13 种花类中药材及饮片的性状鉴别。
（2）掌握番泻叶、金银花的显微鉴定特征。

二、仪器、试剂及材料

1. 仪器
生物显微镜、显微鉴定常用实验器具。

2. 试剂
蒸馏水、水合氯醛、稀甘油。

3. 材料
药材及饮片：石韦、侧柏叶、蓼大青叶、淫羊藿、大青叶、枇杷叶、番泻叶、枸骨叶、罗布麻叶、紫苏叶、艾叶、松花粉、辛夷、槐花、丁香、洋金花、金银花、山银花、旋覆花、款冬花、菊花、红花、蒲黄、西红花。

粉末：番泻叶、金银花。

三、实验内容

（一）药材及饮片性状鉴别要点

1. 石韦（Pyrrosiae Folium）
来源于水龙骨科植物庐山石韦（*Pyrrosia sheareri*（Bak.）Ching）、石韦（*P. lingua*（Thunb.）Farwell）或有柄石韦（*P. petiolosa*（Christ）Ching）的干燥叶。

【药材】　庐山石韦：叶片略皱缩，展平后呈披针形，长 10～25 cm，宽 3～5 cm。先端渐尖，基部耳状偏斜，全缘，边缘常向内卷曲。上表面黄绿色或灰绿色，散布有黑色圆形小凹点。下表面密生红棕色星状毛，有的侧脉间布满棕色圆点状的孢子囊群。叶柄具四棱，长 10～20 cm，直径 1.5～3 mm，略扭曲，有纵槽。叶片革质。

气微,味微涩苦。**石韦**:叶片披针形或长圆披针形,长 8～12 cm,宽 1～3 cm。基部楔形,对称,孢子囊群在侧脉间,排列紧密而整齐,叶柄长 5～10 cm,直径约 1.5 mm。**有柄石韦**:叶片多卷曲呈筒状,展平后呈长圆形或卵状长圆形,长 3～8 cm,宽 1～2.5 cm。基部楔形,对称,下表面侧脉不明显,布满孢子囊群。叶柄长 3～12 cm,直径约 1 mm。

【经验鉴别与功效速记】　石韦叶片长卵形,全缘革质中脉明,叶背棕毛孢囊密,利水通淋热咳宁。

2. 侧柏叶(Platycladi Cacumen)

来源于柏科植物侧柏(*Platycladus orientalis* (L.) Franco)的干燥枝梢及叶。

【药材】　多分枝,小枝扁平。叶细小、鳞片状,交互对生,贴伏于枝上,深绿色或黄绿色。质脆,易折断。气清香,味苦涩、微辛。

【经验鉴别与功效速记】　侧柏鳞叶节节连,整碎不齐扁平摊。鲜时青绿气芳时,凉血止血祛咳痰。

3. 蓼大青叶(Polygoni Tinctorii Folium)

来源于蓼科植物蓼蓝(*Polygonum tinctorium* Ait.)的干燥叶。

【药材】　多皱缩、破碎,完整者展平后呈椭圆形,长 3～8 cm,宽 2～5 cm。蓝绿色或黑蓝色,先端钝,基部渐狭,全缘。叶脉浅黄棕色,于下表面略突起。叶柄扁平,偶带膜质托叶鞘。质脆。气微,味微涩而稍苦。

【经验鉴别与功效速记】　蓼蓝叶片椭圆形,气微味苦功效明,叶柄扁平托叶鞘,清热解毒消斑灵。

4. 淫羊藿(Epimedii Folium)

来源于小檗科植物淫羊藿(*Epimedium brevicornum* Maxim.)、箭叶淫羊藿(*E. sagittatum* (Sieb. et Zucc.) Maxim.)、柔毛淫羊藿(*E. pubescens* Maxim.)、巫山淫羊藿(*E. wushanense* T. S. Ying)或朝鲜淫羊藿(*E. koreanum* Nakai)的干燥地上部分。

【药材】　淫羊藿:小叶片卵圆形,长 3～8 cm,宽 2～6 cm;先端微尖,顶生小叶基部心形,两侧小叶较小,偏心形,外侧较大,呈耳状,边缘具黄色刺毛状细锯齿,上表面黄绿色,下表面灰绿色,主脉 7～9 条,基部有稀疏细长毛,细脉两面突起,网脉明显,小叶柄长 1～5 cm。叶片近革质,气微,味微苦。**箭叶淫羊藿**:小叶片长卵形至卵状披针形,长 4～12 cm,宽 2.5～5 cm,先端渐尖,两侧小叶基部明显偏斜,外侧呈箭形。下表面疏被粗短伏毛或近无毛。叶片革质。**柔毛淫羊藿**:叶下表面及叶柄密被绒毛状柔毛。**朝鲜淫羊藿**:小叶较大,长 4～10 cm,宽 3.5～7 cm,先端长尖,叶片较薄。

【经验鉴别与功效速记】　箭叶羊藿不分枝,一枝三叶呈革质,表面黄绿边刺齿,补肾壮阳祛风湿。

5. 大青叶(Isatidis Folium)

来源于十字花科植物菘蓝(*Isatis indigotica* Fort.)的干燥叶。

【药材】 多皱缩卷曲,有的破碎。完整叶片展平后呈长椭圆形至长圆状倒披针形,长5~20 cm,宽2~6 cm;上表面暗灰绿色,有的可见色较深稍突起的小点,先端钝,全缘或微波状,基部狭窄下延至叶柄呈翼状。叶柄长4~10 cm,淡棕黄色。质脆,气微,味微酸、苦、涩。

【经验鉴别与功效速记】 大青菘蓝叶基生,外表暗绿倒披针,叶基狭窄柄合翼,凉血解毒消斑疹。

6. 枇杷叶(Eriobotryae Folium)

来源于蔷薇科植物枇杷(*Eriobotrya japonica* (Thunb.) Lindl.)的干燥叶。

【药材】 呈长圆形或倒卵形,长12~30 cm,宽4~9 cm。先端尖,基部楔形,边缘有疏锯齿,近基部全缘。上表面灰绿色、黄棕色或红棕色,较光滑,下表面密被黄色绒毛,主脉于下表面显著突起,侧脉羽状,叶柄极短,被棕黄色绒毛。革质而脆,易折断。气微,味微苦。

【经验鉴别与功效速记】 枇杷叶背锈毛密,羽状网纹叶革质,长倒卵形易破碎,清肺止咳降胃逆。

7. 番泻叶(Sennae Folium)

来源于豆科植物狭叶番泻(*Cassia angustifolia* Vahl.)或尖叶番泻(*C. acutifolia* Delile)的干燥小叶。

【药材】 狭叶番泻:呈长卵形或卵状披针形,长1.5~5 cm,宽0.4~2 cm,叶端急尖,叶基稍不对称,全缘。上表面黄绿色,下表面浅黄绿色,无毛或近无毛,叶脉稍隆起。革质。气微弱而特异,味微苦,稍有黏性。尖叶番泻:披针形或长卵形,略卷曲,叶端短尖或微突,叶基不对称,两面均有细短毛茸。

【经验鉴别与功效速记】 番泻叶小卵披针,全缘基部不对称,叶背灰绿微毛茸,泻热导滞通便神。

8. 枸骨叶(Ilicis Cornutae Folium)

来源于冬青科植物枸骨(*Ilex cornuta* Lindl. ex Paxt.)的干燥叶。

【药材】 呈类长方形或矩圆状长方形,偶有长卵圆形,长3~8 cm,宽1.5~4 cm。先端具3枚较大的硬刺齿,顶端1枚常反曲,基部平截或宽楔形,两侧有时各具刺齿1~3枚,边缘稍反卷;长卵圆形叶常无刺齿。上表面黄绿色或绿褐色,有光泽,下表面灰黄色或灰绿色。叶脉羽状,叶柄较短。革质,硬而厚。气微,味微苦。

【经验鉴别与功效速记】 枸骨叶方三硬刺,基部平截边反卷,革质硬厚气微苦,清热养阴益肾肝。

9. 罗布麻叶(Apocyni Veneti Folium)

来源于夹竹桃科植物罗布麻(*Apocynum venetum* L.)的干燥叶。

【药材】　多皱缩卷曲,有的破碎,完整叶片展平后呈椭圆状披针形或卵圆状披针形,长 2～5 cm,宽 0.5～2 cm。淡绿色或灰绿色,先端钝,有小芒尖,基部钝圆或楔形,边缘具细齿,常反卷,两面无毛,叶脉于下表面突起,叶柄细,长约 4 mm。质脆,气微,味淡。

【经验鉴别与功效速记】　罗布麻兮多用叶,皱缩卷曲难辨别,展开卵状披针形,平肝利水兼清热。

10. 紫苏叶(Perillae Folium)

来源于唇形科植物紫苏(*Perilla frutescens* (L.) Britt.)的干燥叶(或带嫩枝)。

【药材】　叶片多皱缩卷曲、破碎,完整者展平后呈卵圆形,长 4～11 cm,宽 2.5～9 cm。先端长尖或急尖,基部圆形或宽楔形,边缘具圆锯齿。两面紫色或上表面绿色,下表面紫色,疏生灰白色毛,下表面有多数凹点状的腺鳞。叶柄长 2～7 cm,紫色或紫绿色。质脆,带嫩枝者,枝直径 2～5 mm,紫绿色,断面中部有髓。气清香,味微辛。

【经验鉴别与功效速记】　苏叶紫红气芳香,苏梗中空茎呈方,叶散风寒解鱼毒,梗行气滞宽中焦。

11. 艾叶(Artemisiae Argyi Folium)

来源于菊科植物艾(*Artemisia argyi* Levl. et Vant.)的叶。

【药材】　多皱缩、破碎,有短柄。完整叶片展平后呈卵状椭圆形,羽状深裂,裂片椭圆状披针形,边缘有不规则的粗锯齿。上表面灰绿色或深黄绿色,有稀疏的柔毛和腺点,下表面密生灰白色绒毛。质柔软。气清香,味苦。

【经验鉴别与功效速记】　艾叶皱缩卷曲碎,中裂常三侧两对,叶背白绒质柔软,温经止血除寒痛。

12. 松花粉(Pini Pollen)

来源于松科植物马尾松(*Pinus massoniana* Lamb.)、油松(*P. tabulaeformis* Carr.)或同属数种植物的干燥花粉。

【药材】　淡黄色的细粉。体轻,易飞扬,手捻有滑润感。气微,味淡。

【经验鉴别与功效速记】　松花粉黄质飞扬,手捻滑润气微香,收敛止血显其功,燥湿敛疮外伤灵。

13. 辛夷(Magnoliae Flos)

来源于木兰科植物望春花(*Magnolia biondii* Pamp.)、玉兰(*M. denudata*

Desr.）或武当玉兰（*M. sprengeri* Pamp.）的干燥花蕾。

【药材】 **望春花**：呈长卵形，似毛笔头，长 1.2～2.5 cm，直径 0.8～1.5 cm。基部常具短梗，长约 5 mm，梗上有类白色点状皮孔。苞片 2～3 层，每层 2 片，两层苞片间有小鳞芽，苞片外表面密被灰白色或灰绿色茸毛，内表面类棕色，无毛。花被片 9，棕色，外轮花被片 3，条形，约为内两轮长的 1/4，呈萼片状，内两轮花被片 6，每轮 3，轮状排列。雄蕊和雌蕊多数，螺旋状排列。体轻，质脆。气芳香，味辛凉而稍苦。**玉兰**：长 1.5～3 cm，直径 1～1.5 cm。基部枝梗较粗壮，皮孔浅棕色。苞片外表面密被灰白色或灰绿色茸毛。花被片 9，内外轮同型。**武当玉兰**：长 2～4 cm，直径 1～2 cm。基部枝梗粗壮，皮孔红棕色。苞片外表面密被淡黄色或淡黄绿色茸毛，有的最外层苞片茸毛已脱落而呈黑褐色。花被片 10～12(15)，内外轮无显著差异。

【经验鉴别与功效速记】 辛夷花蕾毛笔头，苞被柔毛花紫棕，特殊香气辛凉苦，祛风通窍治鼻渊。

14. 槐花（Sophorae Flos）

来源于豆科植物槐（*Sophora japonica* L.）的干燥花及花蕾。

【药材】 **槐花**：皱缩而卷曲，花瓣多散落。完整者花萼钟状，黄绿色，先端 5 浅裂，花瓣 5，黄色或黄白色，1 片较大，近圆形，先端微凹，其余 4 片长圆形。雄蕊 10 枚，其中 9 个基部连合，花丝细长。雌蕊圆柱形，弯曲。体轻。气微，味微苦。**槐米**：呈卵形或椭圆形，长 2～6 mm，直径约 2 mm。花萼下部有数条纵纹。萼的上方为黄白色未开放的花瓣。花梗细小。体轻，手捻即碎。气微，味微苦涩。

【经验鉴别与功效速记】 槐花黄白呈蝶形，内包十枚雄蕊条，花瓣下部绿色萼，凉血止血潜肝阳。

15. 丁香（Caryophylli Flos）

来源于桃金娘科植物丁香（*Eugenia caryophllata* Thunb.）的干燥花蕾。

【药材】 略呈研棒状，长 1～2 cm。花冠圆球形，直径 0.3～0.5 cm，花瓣 4，覆瓦状抱合，棕褐色或褐黄色，花瓣内为雄蕊和花柱，搓碎后可见众多黄色细粒状的花药。萼筒圆柱状，略扁，有的稍弯曲，长 0.7～1.4 cm，直径 0.3～0.6 cm，红棕色或棕褐色，上部有 4 枚三角状的萼片，十字状分开。质坚实，富油性。气芳香浓烈，味辛辣、有麻舌感。

【经验鉴别与功效速记】 丁香形状略似钉，萼部圆柱蕾球形，入水垂直油性足，胃寒呕呃用之灵。

16. 洋金花（Daturae Flos）

来源于茄科植物白花曼陀罗（*Datura metel* L.）的干燥花。

【药材】 多皱缩成条状，完整者长 9～15 cm。花萼呈筒状，长为花冠的 2/5，灰绿色或灰黄色,先端 5 裂,基部具纵脉纹 5 条,表面微有茸毛。花冠呈喇叭状,淡黄色或黄棕色,先端 5 浅裂,裂片有短尖,短尖下有 3 条明显的纵脉纹,两裂片之间微凹。雄蕊 5 枚,花丝贴生于花冠筒内,长为花冠的 3/4;雌蕊 1 枚,柱头棒状。烘干品质柔韧,气特异。晒干品质脆,气微,味微苦。

【经验鉴别与功效速记】　曼陀罗花呈条状,灰绿花冠喇叭生,平端止咳显功效,麻醉解痉止搐痛。

17. 金银花(Lonicerae Japonicae Flos)

来源于忍冬科植物忍冬(*Lonicera japonica* Thunb.)的干燥花蕾或带初开的花。

【药材】　呈棒状,上粗下细,略弯曲,长 2～3 cm,上部直径约 3 mm,下部直径约 1.5 mm。表面黄白色或绿白色,密被短柔毛。偶见叶状苞片。花萼绿色,先端 5 裂,裂片有毛,长约 2 mm。开放者花冠筒状,先端二唇形;雄蕊 5 枚,附于筒壁,黄色;雌蕊 1 枚,子房无毛。气清香,味淡、微苦。

【经验鉴别与功效速记】　金银花蕾呈棒状,黄白茸毛下有萼,气香色淡味甘寒,清热透邪又解毒。

18. 山银花(Lonicerae Flos)

来源于忍冬科植物灰毡毛忍冬(*Lonicera macranthoides* Hand.-Mazz.)、红腺忍冬(*L. hypoglauca* Miq.)、华南忍冬(*L. confusa*(Sweet)DC.)或黄褐毛忍冬(*L. fulvtomentosa* Hsu et S. C. Cheng)的干燥花蕾或带初开的花。

【药材】　**灰毡毛忍冬**:呈棒状而稍弯曲,长 3～4.5 cm,上部直径约 2 mm,下部直径约 1 mm。表面黄色或黄绿色。总花梗集结成簇,开放者花冠裂片不及全长之半。质稍硬,手捏之稍有弹性。气清香,味微苦甘。**红腺忍冬**:长 2.5～4.5 cm,直径 0.8～2 mm。表面黄白至黄棕色,无毛或疏被毛,萼筒无毛,先端 5 裂,裂片长三角形,被毛,开放者花冠下唇反转,花柱无毛。**华南忍冬**:长 1.6～3.5 cm,直径 0.5～2。萼筒和花冠密被灰白色毛。**黄褐毛忍冬**:长 1～3.4 cm,直径 1.5～2 mm。花冠表面淡黄棕色或黄棕色,密被黄色茸毛。

【经验鉴别与功效速记】　山银花蕾长棒状,黄绿茸毛质地硬,气味功效同二花,清热透邪又解毒。

19. 旋覆花(Inulae Flos)

来源于菊科植物旋覆花(*Inula japonica* Thunb.)或欧亚旋覆花(*I. britannica* L.)的干燥头状花序。

【药材】　呈扁球形或类球形,直径 1～2 cm。总苞由多数苞片组成,呈覆瓦状排列,苞片披针形或条形,灰黄色,长 4～11 mm。总苞基部有时残留花梗,苞片及花梗表面被白色茸毛,舌状花 1 列,黄色,长约 1 cm,多卷曲,常脱落,先端 3 齿裂。管状花多数,棕黄色,长约 5 mm,先端 5 齿裂。子房顶端有多数白色冠毛,长 5～

6 mm。有的可见椭圆形小瘦果。体轻,易散碎。气微,味微苦。

【经验鉴别与功效速记】 旋覆花是头花序,苞四舌一管花密,手捻易散白冠毛,祛痰平喘善止噫。

20. **款冬花**(Farfarae Flos)

来源于菊科植物款冬(*Tussilago farfara* L.)的干燥花蕾。

【药材】 呈长圆棒状。花序单生或2~3个基部连生,习称"连三朵",长1~2.5 cm,直径0.5~1 cm。上端较粗,下端渐细或带有短梗,外面被有多数鱼鳞状苞片。苞片外表面紫红色或淡红色,内表面密被白色絮状茸毛。体轻,撕开后可见白色茸毛。气香,味微苦而辛。

【经验鉴别与功效速记】 款冬花序连三朵,紫红鳞状苞片多,断见白丝嚼棉絮,润肺止咳性平和。

21. **菊花**(Chrysanthemi Flos)

来源于菊科植物菊(*Chrysanthemum morifolium* Ramat.)的干燥头状花序。中药材按产地和加工方法不同分为"亳菊""滁菊""贡菊""杭菊""怀菊"。

【药材】 **亳菊**:呈倒圆锥形或圆筒形,有时稍压扁呈扇形,直径1.5~3 cm,离散。总苞碟状;总苞片3~4层,卵形或椭圆形,草质,黄绿色或褐绿色,外面被柔毛,边缘膜质。花托半球形,无托片或托毛。舌状花数层,雌性,位于外围,类白色,劲直,上举,纵向折缩,散生金黄色腺点;管状花多数,两性,位于中央,为舌状花所隐藏,黄色,顶端5齿裂。瘦果不发育,无冠毛。体轻,质柔润,干时松脆。气清香,味甘、微苦。**滁菊**:呈不规则球形或扁球形,直径1.5~2.5 cm。舌状花类白色,不规则扭曲,内卷,边缘皱缩,有时可见淡褐色腺点;管状花大多隐藏。**贡菊**:呈扁球形或不规则球形,直径1.5~2.5 cm。舌状花白色或类白色,斜升,上部反折,边缘稍内卷而皱缩,通常无腺点;管状花少,外露。**杭菊**:呈碟形或扁球形,直径2.5~4 cm,常数个相连成片。舌状花类白色或黄色,平展或微折叠,彼此粘连,通常无腺点;管状花多数,外露。**怀菊**:呈不规则球形或扁球形,直径1.5~2.5 cm。多数为舌状花,舌状花类白色或黄色,不规则扭曲,内卷,边缘皱缩,有时可见腺点;管状花大多隐藏。

【经验鉴别与功效速记】 菊分黄白并野生,头状花序呈球形,黄疏风热白平肝,野菊解毒疗疮疔。

22. **红花**(Carthami Flos)

来源于菊科植物红花(*Carthamus tinctorius* L.)的干燥花。

【药材】 不带子房的管状花,长1~2 cm。表面红黄色或红色。花冠筒细长,先端5裂,裂片呈狭条形,长5~8 mm,雄蕊5枚,花药聚合成筒状,黄白色,柱头长圆柱形,顶端微分叉。质柔软。气微香,味微苦。

【经验鉴别与功效速记】　红花黄红细管状,先端五裂蕊伸长,浸泡水液色金黄,活血通经散瘀强。

23. 蒲黄(Typhae Pollen)

来源于香蒲科植物水烛香蒲(*Typha angustifolia* L.)、东方香蒲(*T. orientalis* Presl)或同属植物的干燥花粉。

【药材】　黄色粉末。体轻,放水中则飘浮于水面。手捻有滑腻感,易附着在手指上。气微,味淡。

【经验鉴别与功效速记】　蒲黄细粉色鲜黄,质轻滑腻易飞扬,镜下类圆疣突密,收敛止血散瘀长。

24. 西红花(Croci Stigma)

来源于鸢尾科植物番红花(*Crocus sativus* L.)的干燥柱头。

【药材】　呈线形,三分枝,长约 3 cm。暗红色,上部较宽而略扁平,顶端边缘显不整齐的齿状,内侧有一短裂隙,下端有时残留一小段黄色花柱。体轻,质松软,无油润光泽,干燥后质脆易断。气特异,微有刺激性,味微苦。

【经验鉴别与功效速记】　番红花红呈线型,黄色花柱体质轻,水浸金黄味微苦,活血化瘀安神宁。

（二）显微鉴定

1. 番泻叶

【粉末】　淡绿色或黄绿色。晶纤维多,草酸钙方晶直径 12～15 μm。非腺毛单细胞,壁厚,有疣状突起。草酸钙簇晶存在于叶肉薄壁细胞中。上下表皮细胞表面观呈多角形,垂周壁平直;上下表皮均有气孔,主为平轴式,副卫细胞大多为 2 个,也有 3 个。

2. 金银花

【粉末】　浅黄棕色或黄绿色。腺毛有两种,一种头部倒圆锥形,顶端平坦,侧面观 10～33 个细胞,排成 2～4 层,柄部 1～5 个细胞,长可达 700 μm;另一种头部类圆形或略扁圆形,侧面观 4～20 个细胞,柄部 2～4 个细胞,长 24～80 μm。非腺毛为单细胞,也有两种:一种为厚壁非腺毛,较短,表面有微细疣状或泡状突起,有的具螺纹;另一种为薄壁非腺毛,甚长,弯曲或皱缩,表面有微细疣状突起。薄壁细胞中含细小草酸钙簇晶。花粉呈粒类圆形或三角形,表面具细密短刺及细颗粒状雕纹,具 3 孔沟。

四、实验报告

（1）写出下列中药材及饮片的性状鉴定主要特征:石韦、侧柏叶、蓼大青叶、淫羊藿、大青叶、枇杷叶、番泻叶、枸骨叶、罗布麻叶、紫苏叶、艾叶、松花粉、辛夷、槐花、丁香、洋金花、金银花、山银花、旋覆花、款冬花、菊花、红花、蒲黄、西红花。

（2）写出番泻叶、金银花粉末显微鉴定的主要特征并拍照，绘制简图。

实验七　果实种子类中药的鉴别（一）

一、目的要求

（1）掌握荜茇等 26 种果实种子类中药材的性状鉴别。
（2）掌握五味子、小茴香的显微鉴定特征。

二、仪器、试剂及材料

1. 仪器
生物显微镜、显微鉴定常用实验器具。
2. 试剂
蒸馏水、水合氯醛、稀甘油。
3. 材料
药材：荜茇、地肤子、王不留行、五味子、南五味子、肉豆蔻、葶苈子、覆盆子、木瓜、山楂、苦杏仁、桃仁、郁李仁、金樱子、乌梅、沙苑子、决明子、补骨脂、枳壳、香橼、陈皮、青皮、化橘红、佛手、小茴香、蛇床子。

粉末：五味子、小茴香。

组织切片：五味子、小茴香。

三、实验内容

（一）药材及饮片性状鉴别要点

1. 荜茇（Piperis Longi Fructus）
来源于胡椒科植物荜茇（*Piper longum* L.）的干燥近成熟或成熟果穗。
【药材】　呈圆柱形，稍弯曲，由多数小浆果集合而成，长 1.5～3.5 cm，直径

0.3～0.5 cm。表面黑褐色或棕色,有斜向排列整齐的小突起,基部有果穗梗残存或脱落。质硬而脆,易折断,断面不整齐,颗粒状。小浆为果球形,直径约 0.1 cm。有特异香气,味辛辣。

【经验鉴别与功效速记】　荜茇果穗圆柱形,表面黑褐果聚成,断面微红香特异,温中下气呕痛宁。

2. 地肤子(Kochiae Fructus)

来源于藜科植物地肤(*Kochia scoparia*(L.)Schrad.)的干燥成熟果实。

【药材】　呈扁球状五角星形,直径 1～3 mm。外被宿存花被,表面灰绿色或浅棕色,周围具膜质小翅 5 枚,背面中心有微突起的点状果梗痕及放射状脉纹 5～10条;剥离花被,可见膜质果皮,半透明。种子扁卵形,长约 1 mm,黑色。气微,味微苦。

【经验鉴别与功效速记】　地肤子扁五角星,表皮灰缘背显棱,腹面星裂含黑子,清热利尿止痒行。

3. 王不留行(Vaccariae Semen)

来源于石竹科植物麦蓝菜(*Vaccaria segetalis*(Neck.)Garcke)的干燥成熟种子。

【药材】　呈球形,直径约 2 mm。表面黑色,少数红棕色,略有光泽,有细密颗粒状突起,一侧有一凹陷的纵沟。质硬。胚乳白色,胚弯曲成环,子叶 2。气微,味微涩、苦。

【经验鉴别与功效速记】　王不留行黑又圆,放大镜下仔细观,遍布突起沟一行,活血通经利乳尿。

4. 五味子(Schisandrae Chinensis Fructus)

来源于木兰科植物五味子(*Schisandra chinensis*(Turcz.)Baill.)的干燥成熟果实,习称"北五味子"。

【药材】　呈不规则的球形或扁球形,直径 5～8 mm。表面红色、紫红色或暗红色,皱缩,显油润;有的表面呈黑红色或出现"白霜"。果肉柔软,有种子 1～2 粒,肾形,表面棕黄色,有光泽,种皮薄而脆。果肉气微,味酸;种子破碎后,有香气,味辛、微苦。

【经验鉴别与功效速记】　北五味子小球形,外皮紫红黑油润,肉厚柔黏其味酸,敛肺滋肾传统用。

5. 南五味子(Schisandrae Sphenantherae Fructus)

来源于木兰科植物华中五味子(*Schisandra sphenanthera* Rehd. et Wils.)的干燥成熟果实。

【药材】　呈球形或扁球形,直径 4～6 mm。表面棕红色至暗棕色,干瘪、皱缩,果肉常紧贴于种子上。内含种子 1～2 粒,肾形,表面棕黄色,有光泽,种皮薄而脆。

果肉气微,味微酸。

【经验鉴别与功效速记】 南五味子来源异,红皮干瘪无白霜,功能主治与北同,敛肺止咳胜于北。

6. 肉豆蔻(Myristicae Semen)

来源于肉豆蔻科植物肉豆蔻(*Myristica fragrans* Houtt.)的干燥种仁。

【药材】 呈卵圆形或椭圆形,长 2~3 cm,直径 1.5~2.5 cm。表面灰棕色或灰黄色,有时外被白粉(石灰粉末)。全体有浅色纵行沟纹和不规则网状沟纹。种脐位于宽端,呈浅色圆形突起,合点呈暗凹陷。种脊呈纵沟状,连接两端。质坚,断面显棕黄色相杂的"大理石花纹",宽端可见干燥皱缩的胚,富油性。气香浓烈,味辛。

【经验鉴别与功效速记】 肉豆蔻卵形色灰,网纹种脊种脐存,胚乳交错槟榔纹,煨炒止泻能温运。

7. 葶苈子(Descurainiae Semen / Lepidii Semen)

来源于十字花科植物播娘蒿(*Descurainia sophia*(L.)Webb. ex Prantl.)或独行菜(*Lepidium apetalum* Willd.)的干燥成熟种子。前者习称"南葶苈子",后者习称"北葶苈子"。

【药材】 南葶苈子:呈长圆形略扁,长 0.8~1.2 mm,宽约 0.5 mm。表面棕色或红棕色,微有光泽,具纵沟 2 条,其中 1 条较明显。一端钝圆,另一端微凹或较平截,种脐类白色,位于凹入端或平截处。气微,味微辛、苦,略带黏性。**北葶苈子**:呈扁卵形,长 1~1.5 mm,宽 0.5~1 mm。一端钝圆,另一端尖而微凹,种脐位于凹入端。味微辛辣,黏性较强。

【经验鉴别与功效速记】 葶苈长圆扁细小,黄棕密点槽两条,湿水后见黏液层,泻肺利水喘肿消。

8. 覆盆子(Rubi Fructus)

来源于蔷薇科植物华东覆盆子(*Rubus chingii* Hu)的干燥果实。

【药材】 聚合果,由多数小核果聚合而成,呈圆锥形或扁圆锥形,高 0.6~1.3 cm,直径 0.5~1.2 cm。表面黄绿色或淡棕色,顶端钝圆,基部中心凹入。宿萼棕褐色,下有果梗痕。小果易剥落,每个小果呈半月形,背面密被灰白色茸毛,两侧有明显的网纹,腹部有突起的棱线。体轻,质硬。气微,味微酸涩。

【经验鉴别与功效速记】 聚合果似覆盆形,小果半月被白毛,体轻质硬味酸涩,补肝肾固精缩尿。

9. 木瓜(Chaenomelis Fructus)

来源于蔷薇科植物贴梗海棠(*Chaenomeles speciosa*(Sweet)Nakai)的干燥近成熟果实。

【药材】 长圆形,多纵剖成两半,长 4～9 cm,宽 2～5 cm,厚 1～2.5 cm。外表面紫红色或红棕色,有不规则的深皱纹;剖面边缘向内卷曲,果肉红棕色,中心部分凹陷,棕黄色;种子扁长三角形,多脱落。质坚硬。气微清香,味酸。

【经验鉴别与功效速记】 木瓜长圆对半剖,皱皮深皱光皮滑,外内均红有属瓤,舒筋活络又和胃。

10. 山楂(Crataegi Fructus)

来源于蔷薇科植物山里红(*Crataegus pinnatifida* Bge. var. *major* N. E. Br.)或山楂(*C. pinnatifida* Bge.)的干燥成熟果实。

【药材】 呈圆形片,皱缩不平,直径 1～2.5 cm,厚 0.2～0.4 cm。外皮红色,具皱纹,有灰白色小斑点。果肉深黄色至浅棕色,中部横切片具 5 粒浅黄色果核,但核多脱落而中空。有的片上可见短而细的果梗或花萼残迹。气微清香,味酸、微甜。

【经验鉴别与功效速记】 北山楂果大肉厚,南山楂核大质差,消食化积降血脂,破气化瘀除癥积。

11. 苦杏仁(Armeniacae Semen Amarum)

来源于蔷薇科植物山杏(*Prunus armeniaca* L. var. *ansu* Maxim.)、西伯利亚杏(*P. sibirica* L.)、东北杏(*P. mandshurica* (Maxim.) Koehne)或杏(*P. armeniaca* L.)的干燥成熟种子。

【药材】 呈扁心形,长 1～1.9 cm,宽 0.8～1.5 cm,厚 0.5～0.8 cm。表面黄棕色至深棕色,一端尖,另一端钝圆,肥厚,左右不对称,尖端一侧有短线形种脐,圆端合点处向上具多数深棕色的脉纹。种皮薄,子叶 2,乳白色,富油性。气微,味苦。

【经验鉴别与功效速记】 杏仁形状似桃仁,但呈心形更饱满,合点凹圆味较苦,润肠降气止咳喘。

12. 桃仁(Persicae Semen)

来源于蔷薇科植物桃(*Prunus persica* (L.) Batsch)或山桃(*P. davidiana* (Carr.) Franch.)的干燥成熟种子。

【药材】 桃仁:呈扁长卵形,长 1.2～1.8 cm,宽 0.8～1.2 cm,厚 0.2～0.4 cm。表面黄棕色至红棕色,密布颗粒状突起。一端尖,中部膨大,另一端钝圆稍偏斜,边缘较薄。尖端一侧有短线形种脐,圆端有颜色略深不甚明显的合点,自合点处散出多数纵向维管束。种皮薄,子叶 2,类白色,富油性。气微,味微苦。 山桃仁:呈类卵圆形,较小而肥厚,长约 0.9 cm,宽约 0.7 cm,厚约 0.5 cm。

【经验鉴别与功效速记】 桃仁黄棕扁长卵,中部饱满边缘薄,基部分出多纵脉,祛瘀润肠止喘咳。

13. 郁李仁(Pruni Semen)

来源于蔷薇科植物欧李(*Prunus humilis* Bge.)、郁李(*P. japonica* Thunb.)或长柄扁桃(*P. pedunculata* Maxim.)的干燥成熟种子。前两种习称"小李仁",后一种习称"大李仁"。

【药材】 **小李仁**:呈卵形,长 5~8 mm,直径 3~5 mm。表面黄白色或浅棕色,一端尖,另一端钝圆。尖端一侧有线形种脐,圆端中央有深色合点,自合点处向上具多条纵向维管束脉纹。种皮薄,子叶 2,乳白色,富油性。气微,味微苦。**大李仁**:长 6~10 mm,直径 5~7 mm。表面黄棕色。

【经验鉴别与功效速记】 郁李仁呈卵圆形,顶尖基钝纵脉纹,浅棕皮包白油仁,润肠通便利水肿。

14. 金樱子(Rosae Laevigatae Fructus)

来源于蔷薇科植物金樱子(*Rosa laevigata* Michx.)的干燥成熟果实。

【药材】 呈倒卵形,长 2~3.5 cm,直径 1~2 cm。表面红黄色或红棕色,有突起的棕色小点,系毛刺脱落后的残基。顶端有盘状花萼残基,中央有黄色柱基,下部渐尖。质硬。切开后,花托壁厚 1~2 mm,内有多数坚硬的小瘦果,内壁及瘦果均有淡黄色绒毛。气微,味甘、微涩。

【经验鉴别与功效速记】 金樱倒卵花瓶状,顶端盘状花萼残,红棕内有小瘦果,固精固崩兼涩肠。

15. 乌梅(Mume Fructus)

来源于蔷薇科植物梅(*Armeniaca mume* Sieb.)的干燥近成熟果实。

【药材】 呈类球形或扁球形,直径 1.5~3 cm。表面乌黑色或棕黑色,皱缩不平,基部有圆形果梗痕。果核坚硬,椭圆形,棕黄色,表面有凹点;种子扁卵形,淡黄色。气微,味极酸。

【经验鉴别与功效速记】 青梅焙烤炙乌梅,表面乌黑果肉柔,特异酸味烟熏气,敛肺涩肠并安蛔。

16. 沙苑子(Astragali Complanati Semen)

来源于豆科植物扁茎黄芪(*Astragalus complanatus* R. Br.)的干燥成熟种子。

【药材】 略呈肾形而稍扁,长 2~2.5 mm,宽 1.5~2 mm,厚约 1 mm。表面光滑,褐绿色或灰褐色,边缘一侧微凹处具圆形种脐。质坚硬,不易破碎。子叶 2,淡黄色,胚根弯曲,长约 1 mm。气微,味淡,嚼之有豆腥味。

【经验鉴别与功效速记】 形似扁肾沙苑子,一边凹入具种脐,种皮泡水易除去,嚼之微有豆腥气。

17. 决明子(Cassiae Semen)

来源于豆科植物钝叶决明(*Cassia obtusifolia* L.)或小决明(*C. tora* L.)的干

燥成熟种子。

【药材】　**钝叶决明**:略呈菱方形或短圆柱形,两端平行倾斜,长 3~7 mm,宽 2~4 mm。表面绿棕色或暗棕色,平滑有光泽。一端较平坦,另一端斜尖,背腹面各有一条突起的棱线,棱线两侧各有一条斜向对称而色较浅的线形凹纹。质坚硬,不易破碎。种皮薄,子叶 2,黄色,呈"S"形折曲并重叠。气微,味微苦。**小决明**:呈短圆柱形,较小,长 3~5 mm,宽 2~3 mm。表面棱线两侧各有一条宽广的浅黄棕色带。

【经验鉴别与功效速记】　决明菱方如马蹄,表面黄绿有光泽,子叶"S"形 2 重叠,清肝明目通便结。

18.　补骨脂(Psoraleae Fructus)

来源于豆科植物补骨脂(*Psoralea corylifolia* L.)的干燥成熟果实。

【药材】　呈肾形,略扁,长 3~5 mm,宽 2~4 mm,厚约 1.5 mm。表面黑色、黑褐色或灰褐色,具细微网状皱纹。顶端圆钝,有一小突起,凹侧有果梗痕。质硬。果皮薄,与种子不易分离;种子 1 枚,子叶 2,黄白色,有油性。气香,味辛、微苦。

【经验鉴别与功效速记】　细小肾形补骨脂,质硬色黑网纹细,偶有膜质宿存萼,补肾助阳与温脾。

19.　枳壳(Aurantii Fructus)

来源于芸香科植物酸橙(*Citrus aurantium* L.)及其栽培变种的干燥未成熟果实。

【药材】　呈半球形,直径 3~5 cm。外果皮棕褐色至褐色,有颗粒状突起,突起的顶端有凹点状油室;有明显的花柱残迹或果梗痕。切面中果皮黄白色,光滑而稍隆起,厚 0.4~1.3 cm,边缘散有 1~2 列油室,瓤囊 7~12 瓣,少数至 15 瓣,汁囊干缩呈棕色至棕褐色,内藏种子。质坚硬,不易折断。气清香,味苦、微酸。

【经验鉴别与功效速记】　枳壳果壳均半球,与"实"相似壳径大,"绿衣壳"与"金钱环",行气宽中消食痰。

20.　香橼(Citri Fructus)

来源于芸香科植物枸橼(*Citrus medica* L.)或香圆(*C. wilsonii* Tanaka)的干燥成熟果实。

【药材】　**枸橼**:呈圆形或长圆形片,直径 4~10 cm,厚 0.2~0.5 cm。横切片外果皮黄色或黄绿色,边缘呈波状,散有凹入的油点;中果皮厚 1~3 cm,黄白色或淡棕黄色,有不规则的网状突起的维管束,瓤囊有 10~17 室。纵切片中心柱较粗壮。质柔韧,气清香,味微甜而苦辛。**香圆**:呈类球形,半球形或圆片,直径 4~7 cm。表面黑绿色或黄棕色,密被凹陷的小油点及网状隆起的粗皱纹,顶端有花柱残痕及隆起的环圈,基部有果梗残基。质坚硬,剖面或横切薄片,边缘油点明显。中果皮厚约 0.5 cm,瓤囊有 9~11 室,棕色或淡红棕色,间或有黄白色种子。气香,味酸而苦。

【经验鉴别与功效速记】 香橼药材多切片,瓤囊较多波状边,柔韧清香皮黄绿,理气宽中又消痰。

21. 陈皮(Citri Reticulatae Pericarpium)

来源于芸香科植物橘(*Citrus reticulata* Blanco)及其栽培变种的干燥成熟果皮。药材分为"陈皮"和"广陈皮"。

【药材】 陈皮:常剥成数瓣,基部相连,有的呈不规则的片状,厚 1～4 mm。外表面橙红色或红棕色,有细皱纹和凹下的点状油室;内表面浅黄白色,粗糙,附黄白色或黄棕色筋络状维管束。质稍硬而脆。气香,味辛、苦。广陈皮:常 3 瓣相连,形状整齐,厚度均匀,约 1 mm。点状油室较大,对光照视,透明清晰。质较柔软。

【经验鉴别与功效速记】 陈皮外表深红色,片状密集凹油室,气香浓郁味辛苦,理气健脾胀满消。

22. 青皮(Citri Reticulatae Pericarpium Viride)

来源于芸香科植物橘(*Citrus reticulata* Blanco)及其栽培变种的干燥幼果或未成熟果实的果皮。

【药材】 四花青皮:果皮剖成 4 裂片,裂片长椭圆形,长 4～6 cm,厚 0.1～0.2 cm。外表面灰绿色或黑绿色,密生多数油室;内表面类白色或黄白色,粗糙,附黄白色或黄棕色小筋络。质稍硬,易折断,断面外缘有油室 1～2 列。气香,味苦、辛。个青皮:呈类球形,直径 0.5～2 cm。表面灰绿色或黑绿色,微粗糙,有细密凹下的油室,顶端有稍突起的柱基,基部有圆形果梗痕。质硬,断面果皮黄白色或淡黄棕色,厚 0.1～0.2 cm,外缘有油室 1～2 列。瓤囊有 8～10 瓣,淡棕色。气清香,味酸、苦、辛。

【经验鉴别与功效速记】 青皮系橘幼果皮,圆球横剖四花开,外皮深灰成青绿,疏肝破气消滞积。

23. 化橘红(Citri Grandis Exocarpium)

来源于芸香科植物化州柚(*Citrus grandis* 'Tomentosa')或柚(*C. grandis* (L.) Osbeck)的未成熟或近成熟的干燥外层果皮。前者习称"毛橘红",后者习称"光七爪""光五爪"。

【药材】 化州柚:药材呈对折的七角或展平的五角星状,单片呈柳叶形。完整者展平后直径 15～28 cm,厚 0.2～0.5 cm。外表面黄绿色,密布茸毛,有皱纹及小油室;内表面黄白色或淡黄棕色,有脉络纹。质脆,易折断,断面不整齐,外缘有一列不整齐的下凹的油室,内侧稍柔而有弹性。气芳香,味苦、微辛。柚:外表面黄绿色至黄棕色,无毛。

【经验鉴别与功效速记】 化橘红自柚类皮,色黄绿者五七角,气香味苦无论毛,散寒燥湿利痰痒。

24. 佛手(Citri Sarcodactylis Fructus)

来源于芸香科植物佛手(*Citrus medica* L. var. *sarcodactylis* Swingle)的干燥果实。

【药材】　类椭圆形或卵圆形的薄片,常皱缩或卷曲,长 6～10 cm,宽 3～7 cm,厚 0.2～0.4 cm。顶端稍宽,常有 3～5 个手指状的裂瓣,基部略窄,有的可见果梗痕。外皮黄绿色或橙黄色,有皱纹和油点。果肉浅黄白色或浅黄色,散有凹凸不平的线状或点状维管束。质硬而脆,受潮后柔韧。气香,味微甜后苦。

【经验鉴别与功效速记】　佛手里实真像手,常刨纵片易卷皱,推展显出黄白指,行气止痛痰咳除。

25. 小茴香(Foeniculi Fructus)

来源于伞形科植物茴香(*Foeniculum vulgare* Mill.)的干燥成熟果实。

【药材】　双悬果,呈圆柱形,有的稍弯曲,长 4～8 mm,直径 1.5～2.5 mm。表面黄绿色或淡黄色,两端略尖,顶端残留有黄棕色突起的柱基,基部有时有细小的果梗。分果呈长椭圆形,背面有纵棱 5 条,接合面平坦而较宽。横切面略呈五边形,背面的四边约等长。有特异香气,味微甜、辛。

【经验鉴别与功效速记】　小茴香具特异香,圆柱形状两端尖,分果背面五棱线,理气止痛祛里寒。

26. 蛇床子(Cnidii Fructus)

来源于伞形科植物蛇床(*Cnidium monnieri*(L.)Cuss.)的干燥成熟果实。

【药材】　双悬果,呈椭圆形,长 2～4 mm,直径约 2 mm。表面灰黄色或灰褐色,顶端有 2 枚向外弯曲的柱基,基部偶有细梗。分果的背面有薄而突起的纵棱 5 条,接合面平坦,有 2 条棕色略突起的纵棱线。果皮松脆,揉搓易脱落。种子细小,灰棕色,显油性。气香,味辛凉,有麻舌感。

【经验鉴别与功效速记】　蛇床椭圆两分果,果背五线合面二,燥湿杀虫疗阴痒,壮阳助孕类激素。

(二)显微鉴定

1. 五味子

【横切面】　外果皮为 1 列方形或长方形细胞,壁稍厚,外被角质层,散有油细胞;中果皮薄壁细胞 10 余列,含淀粉粒,散有小型外韧型维管束;内果皮为 1 列小方形薄壁细胞。种皮最外层为 1 列径向延长的石细胞,壁厚,纹孔和孔沟细密;其下为数列类圆形、三角形或多角形石细胞,纹孔较大;石细胞层下为数列薄壁细胞,种脊部位有维管束;油细胞层为 1 列长方形细胞,含棕黄色油滴;再下为 3～5 列小形细胞;种皮内表皮为 1 列小细胞,壁稍厚,胚乳细胞含脂肪油滴及糊粉粒。

【粉末】 暗紫色。种皮表皮石细胞表面观呈多角形或长多角形,直径 18～50 μm,壁厚,孔沟极细密,胞腔内含深棕色物。种皮内层石细胞呈多角形、类圆形或不规则形,直径约 83 μm,壁稍厚,纹孔较大。果皮表皮细胞表面观类多角形,垂周壁略呈连珠状增厚,表面有角质线纹;表皮中散有油细胞。中果皮细胞皱缩,含暗棕色物,并含淀粉粒。

2. 小茴香

【横切面】 外果皮为 1 列扁平细胞,外被角质层。中果皮纵棱处有维管束,其周围有多数木化网纹细胞;背面纵棱间各有大的椭圆形棕色油管 1 个,接合面有油管 2 个,共 6 个,油管呈椭圆形或半圆形,切向 150～220 mm,内含红棕色油脂;维管束位于果棱部位,韧皮部位于木质部两侧,维管束周围有大型网纹细胞。内果皮为 1 列扁平薄壁细胞,长短不一;合生面的内果皮与种皮间有种脊维管束。种皮细胞扁长,含棕色物。胚乳细胞多角形,含多数糊粉粒,每个糊粉粒中含有细小草酸钙簇晶。

【粉末】 绿黄色或黄棕色。网纹细胞类长方形或类长圆形,棕色,壁稍厚,微木化,有卵圆形或矩圆形网状纹孔。油管壁碎片黄棕色或深红棕色,常已破碎,分泌细胞呈扁平多角形。内果皮镶嵌状细胞表面观狭长,壁菲薄,常 5～8 个细胞为一组,以其长轴相互作不规则方向嵌列。内胚乳细胞多角形,无色,壁颇厚,含多数直径约 10 μm 的糊粉粒,每一糊粉粒中均含细小簇晶,直径 3.5～7 μm。

四、实验报告

(1) 写出下列中药材的性状鉴定主要特征:荜茇、地肤子、王不留行、五味子、南五味子、肉豆蔻、葶苈子、覆盆子、木瓜、山楂、苦杏仁、桃仁、郁李仁、金樱子、乌梅、沙苑子、决明子、补骨脂、枳壳、香橼、陈皮、青皮、化橘红、佛手、小茴香、蛇床子。

(2) 拍摄五味子、小茴香果实的横切面结构图,并写出主要特征。

(3) 写出五味子、小茴香粉末鉴定的主要特征并拍照,绘制简图。

实验八 果实种子类中药的鉴别(二)

一、目的要求

(1) 掌握吴茱萸等 28 种果实种子类中药材的性状鉴别。

（2）掌握酸枣仁、牵牛子的显微鉴定特征。

二、仪器、试剂及材料

1. 仪器
生物显微镜、显微鉴定常用实验器具。

2. 试剂
蒸馏水、水合氯醛、稀甘油。

3. 材料
药材：吴茱萸、鸦胆子、巴豆、酸枣仁、胖大海、使君子、诃子、山茱萸、连翘、女贞子、马钱子、菟丝子、牵牛子、夏枯草、枸杞子、栀子、瓜蒌、车前子、牛蒡子、苍耳子、薏苡仁、槟榔、砂仁、草果、豆蔻、红豆蔻、草豆蔻、益智。

粉末：酸枣仁、牵牛子。

三、实验内容

（一）药材及饮片性状鉴别要点

1. 吴茱萸(Euodiae Fructus)
来源于芸香科植物吴茱萸（*Euodia rutaecarpa* （Juss.）Benth.）、石虎（*E. rutaecarpa* （Juss.）Benth. var. *officinalis* （Dode）Huang）或疏毛吴茱萸（*E. rutaecarpa* （Juss.）Benth. var. *bodinieri* （Dode）Huang）的干燥近成熟果实。

【药材】　呈球形或略呈五角状扁球形，直径 2～5 mm。表面暗黄绿色至褐色，粗糙，有多数点状突起或凹下的油点。顶端有五角星状的裂隙，基部残留被有黄色茸毛的果梗。质硬而脆，横切面可见子房 5 室，每室有淡黄色种子 1 粒。气芳香浓郁，味辛辣而苦。

【经验鉴别与功效速记】　吴萸扁球花果状，顶裂五角鬃眼皮，子宫五室辛辣苦，温肝散寒降逆气。

2. 鸦胆子(Bruceae Fructus)
来源于苦木科植物鸦胆子（*Brucea javanica* （L.）Merr.）的干燥成熟果实。

【药材】　呈卵形，长 6～10 mm，直径 4～7 mm。表面黑色或棕色，有隆起的网状皱纹，网眼呈不规则的多角形，两侧有明显的棱线，顶端渐尖，基部有凹陷的果梗痕。果壳质硬而脆，种子卵形，长 5～6 mm，直径 3～5 mm，表面类白色或黄白色，具网纹；种皮薄，子叶乳白色，富油性。气微，味极苦。

【经验鉴别与功效速记】 鸦胆椭圆网纹凸,外皮棕里内有核。核内种子黄白色,种仁味苦独特臭。

3. 巴豆(Crotonis Fructus)

来源于大戟科植物巴豆(*Croton tiglium* L.)的干燥成熟果实。

【药材】 呈卵圆形,一般具三棱,长 1.8～2.2 cm,直径 1.4～2 cm。表面灰黄色或稍深,粗糙,有纵线 6 条,顶端平截,基部有果梗痕。破开果壳,可见 3 室,每室含种子 1 粒。种子呈略扁的椭圆形,长 1.2～1.5 cm,直径 0.7～0.9 cm,表面棕色或灰棕色,一端有小点状的种脐和种阜的瘢痕,另一端有微凹的合点,其间有隆起的种脊;外种皮薄而脆,内种皮呈白色薄膜;种仁黄白色,油质。气微,味辛辣。

【经验鉴别与功效速记】 巴豆卵圆有三棱,顶存柱基底留痕,三室三籽扁椭圆,泻下寒积逐水饮。

4. 酸枣仁(Ziziphi Spinosae Semen)

来源于鼠李科植物酸枣(*Ziziphus jujuba* Mill. var. *spinosa*(Bunge)Hu ex H. F. Chou)的干燥成熟种子。

【药材】 呈扁圆形或扁椭圆形,长 5～9 mm,宽 5～7 mm,厚约 3 mm。表面紫红色或紫褐色,平滑有光泽,有的有裂纹。有的两面均呈圆隆状突起;有的一面较平坦,中间有 1 条隆起的纵线纹;另一面稍突起。一端凹陷,可见线形种脐;另一端有细小突起的合点。种皮较脆,胚乳白色,子叶 2,浅黄色,富油性。气微,味淡。

【经验鉴别与功效速记】 酸枣仁呈扁椭圆,略似瓢虫隆一面,紫红光滑油性足,养肝安神治失眠。

5. 胖大海(Sterculiae Lychnophorae Semen)

来源于梧桐科植物胖大海(*Sterculia lychnophora* Hance)的干燥成熟种子。

【药材】 呈纺锤形或椭圆形,长 2～3 cm,直径 1～1.5 cm。先端钝圆,基部略尖而歪,具浅色的圆形种脐。表面棕色或暗棕色,微有光泽,具不规则的干缩皱纹。外层种皮极薄,质脆,易脱落。中层种皮较厚,黑褐色,质松易碎,遇水膨胀成海绵状。断面可见散在的树脂状小点。内层种皮可与中层种皮剥离,稍革质,内有 2 片肥厚胚乳,广卵形;子叶 2,菲薄,紧贴于胚乳内侧,与胚乳等大。气微,味淡,嚼之有黏性。

【经验鉴别与功效速记】 胖大海形似橄榄,外皮松皱色棕暗,浸泡膨胀海绵状,清肺利咽能开音。

6. 使君子(Quisqualis Fructus)

来源于使君子科植物使君子(*Quisqualis indica* L.)的干燥成熟果实。

【药材】 呈椭圆形或卵圆形,具 5 条纵棱,偶有 4～9 条棱,长 2.5～4 cm,直径约 2 cm。表面黑褐色至紫黑色,平滑,微具光泽。顶端狭尖,基部钝圆,有明显圆形的果梗痕。质坚硬,横切面多呈五角星形,棱角处壳较厚,中间呈类圆形空腔。种子长椭圆形或纺锤形,长约 2 cm,直径约 1 cm;表面棕褐色或黑褐色,有多数纵皱纹;种皮薄,易剥离;子叶 2,黄白色,有油性,断面有裂隙。气微香,味微甜。

【经验鉴别与功效速记】 使君如梭具五棱,紫黑体轻质坚硬,内一种子呈纺锤,杀虫消积驱蛔灵。

7. 诃子(Chebulae Fructus)

来源于使君子科植物诃子(*Terminalia chebula* Retz.)或绒毛诃子(T. *chebula* Retz. var. *tomentella* Kurt.)的干燥成熟果实。

【药材】 呈长圆形或卵圆形,长 2～4 cm,直径 2～2.5 cm。表面黄棕色或暗棕色,略具光泽,有 5～6 条纵棱线和不规则的皱纹,基部有圆形果梗痕。质坚实。果肉厚 0.2～0.4 cm,黄棕色或黄褐色。果核长 1.5～2.5 cm,直径 1～1.5 cm,浅黄色,粗糙,坚硬。种子狭长纺锤形,长约 1 cm,直径 0.2～0.4 cm,种皮黄棕色,子叶 2,白色,相互重叠卷旋。气微,味酸涩后甜。

【饮片】 诃子肉:呈全裂或半裂开的扁长梭形、扁长圆形或扁卵圆形、横断裂开的锥形或不规则块状。外表面棕色、黄褐色或暗棕褐色。内表面暗棕色、暗黄褐色或暗棕褐色,粗糙凹凸不平。质坚脆、可碎断。气微,味微酸、涩后甜。

【经验鉴别与功效速记】 诃子外形似橄榄,黄棕微皱有光泽,断面灰黄显颗粒,利咽止泻平喘咳。

8. 山茱萸(Corni Fructus)

来源于山茱萸科植物山茱萸(*Cornus officinalis* Sieb. et Zucc.)的干燥成熟果肉。

【药材】 呈不规则的片状或囊状,长 1～1.5 cm,宽 0.5～1 cm。表面紫红色至紫黑色,皱缩,有光泽。顶端有的有圆形宿萼痕,基部有果梗痕。质柔软。气微,味酸、涩、微苦。

【经验鉴别与功效速记】 山萸形似小黑枣,皮肉紫红有光泽,补益肝肾涩精汗,崩漏带下均能治。

9. 连翘(Forsythiae Fructus)

来源于木犀科植物连翘(*Forsythia suspensa* (Thunb.) Vahl)的干燥果实。

【药材】 呈长卵形至卵形,稍扁,长 1.5～2.5 cm,直径 0.5～1.3 cm。表面有不规则的纵皱纹和多数突起的小斑点,两面各有 1 条明显的纵沟。顶端锐尖,基部有小果梗或已脱落。青翘多不开裂,表面绿褐色,突起的灰白色小斑点较少;质硬;种子多数,黄绿色,细长,一侧有翅。老翘自顶端开裂或裂成两瓣,表面黄棕色或红棕色,内表面多为浅黄棕色,平滑,具一纵隔;质脆;种子棕色,多已脱落。气微香,味苦。

【经验鉴别与功效速记】 连翘蒴果长卵形,顶端尖锐有纵纹,皮黄有斑内有翅,清热解毒消痈结。

10. 女贞子(Ligustri Lucidi Fructus)

来源于木犀科植物女贞(*Ligustrum lucidum* Ait.)的干燥成熟果实。

【药材】 呈卵形、椭圆形或肾形,长 6～8.5 mm,直径 3.5～5.5 mm。表面黑紫色或灰黑色,皱缩不平,基部有果梗痕或具宿萼及短梗。体轻。外果皮薄,中果皮较松软,易剥离,内果皮木质,黄棕色,具纵棱,破开后种子通常为 1 粒,肾形,紫黑色,油性。气微,味甘、微苦涩。

【经验鉴别与功效速记】 女贞细小肾形果,灰黑皮皱有缩萼,质坚体轻甘苦涩,肝肾阴虚用之多。

11. 马钱子(Sirychni Semen)

来源于马钱科植物马钱子(*Strychnos nux-vomica* Linn.)的干燥成熟种子。

【药材】 呈纽扣状圆板形,常一面隆起,一面稍凹下,直径 1.5～3 cm,厚 0.3～0.6 cm。表面密被灰棕或灰绿色绢状茸毛,自中间向四周呈辐射状排列,有丝样光泽。边缘稍隆起,较厚,有突起的珠孔,底面中心有突起的圆点状种脐。质坚硬,平行剖面可见淡黄白色胚乳,角质状,子叶心形,叶脉有 5～7 条。气微,味极苦。

【经验鉴别与功效速记】 马钱子形似纽扣,表面密披丝绢毛,种仁有毒重炮炙,通络止痛散结道。

12. 菟丝子(Cuscutae Semen)

来源于旋花科植物南方菟丝子(*Cuscuta australis* R. Br.)或菟丝子(*C. chinensis* Lam.)的干燥成熟种子。

【药材】 类球形,直径 1～2 mm。表面灰棕色至棕褐色,粗糙,种脐线形或扁圆形。质坚实,不易以指甲压碎。气微,味淡。

【经验鉴别与功效速记】 菟丝子小呈类圆,两侧凹陷色灰黄,煮沸露胚如吐丝,补肾益精又养肝。

13. 牵牛子(Pharbitidis Semen)

来源于旋花科植物裂叶牵牛(*Pharbitis nil*(L.)Choisy)或圆叶牵牛(*P. purpurea*(L.)Voigt)的干燥成熟种子。

【药材】 似橘瓣状,长 4～8 mm,宽 3～5 mm。表面灰黑色或淡黄白色,背面有一条浅纵沟,腹面棱线的下端有一点状种脐,微凹。质硬,横切面可见淡黄色或黄绿色皱缩折叠的子叶,微显油性。气微,味辛、苦,有麻感。

【经验鉴别与功效速记】 牵牛卵状三棱形,两侧平坦背弓起,"黑丑"黑褐"白丑"白,逐水退肿消虫积。

14. 夏枯草(Prunellae Spica)

来源于唇形科植物夏枯草(*Prunella vulgaris* L.)的干燥果穗。

【药材】　呈圆柱形,略扁,长 1.5~8 cm,直径 0.8~1.5 cm;淡棕色至棕红色。全穗由数轮至 10 数轮宿萼与苞片组成,每轮有对生苞片 2 片,呈扇形,先端尖尾状,脉纹明显,外表面有白毛。每一苞片内有花 3 朵,花冠多已脱落,宿萼二唇形,内有小坚果 4 枚,卵圆形,棕色,尖端有白色突起。体轻。气微,味淡。

【经验鉴别与功效速记】　夏枯草穗宝塔形,宿萼排列覆瓦状,萼内坚果紫棕色,清肝泻火散郁结。

15. 枸杞子(Lycii Fructus)

来源于茄科植物宁夏枸杞(*Lycium barbarum* L.)的干燥成熟果实。

【药材】　呈类纺锤形或椭圆形,长 6~20 mm,直径 3~10 mm。表面红色或暗红色,顶端有小突起状的花柱痕,基部有白色的果梗痕。果皮柔韧,皱缩;果肉肉质,柔润。种子有 20~50 粒,类肾形,扁而翘,长 1.5~1.9 mm,宽 1~1.7 mm,表面浅黄色或棕黄色。气微,味甜。

【经验鉴别与功效速记】　枸杞鲜红纺锤形,果皮柔韧皱不平,肉润味甜子肾状,滋补肝肾眼目明。

16. 栀子(Gardeniae Fructus)

来源于茜草科植物栀子(*Gardenia jasminoides* Ellis)的干燥成熟果实。

【药材】　呈长卵圆形或椭圆形,长 1.5~3.5 cm,直径 1~1.5 cm。表面红黄色或棕红色,具 6 条翅状纵棱,棱间常有 1 条明显的纵脉纹,并有分枝。顶端残存萼片,基部稍尖,有残留果梗。果皮薄而脆,略有光泽;内表面色较浅,有光泽,具 2~3 条隆起的假隔膜。种子多数,扁卵圆形,集结成团,深红色或红黄色,表面密具细小疣状突起。气微,味微酸而苦。

【经验鉴别与功效速记】　栀子六棱顶有翅,皮薄果满色黄红,种子扁圆黏成团,泻火利胆凉血毒。

17. 瓜蒌(Trichosanthis Fructus)

来源于葫芦科植物栝楼(*Trichosanthes kirilowii* Maxim.)或双边栝楼(*T. rosthornii* Harms 的干燥成熟果实。

【药材】　呈类球形或宽椭圆形,长 7~15 cm,直径 6~10 cm。表面橙红色或橙黄色,皱缩或较光滑,顶端有圆形的花柱残基,基部略尖,具残存的果梗。轻重不一。质脆,易破开,内表面黄白色,有红黄色丝络,果瓤橙黄色,黏稠,与多数种子黏结成团。具焦糖气,味微酸、甜。

【经验鉴别与功效速记】　瓜蒌类圆蟹壳皮,瓤子黏结焦糖气,种子润肠通大便,皮化热痰治胸痹。

18. 车前子(Plantaginis Semen)

来源于车前科植物车前(*Plantago asiatica* L.)或平车前(*P. depressa*

Willd.)的干燥成熟种子。

【药材】 呈椭圆形、不规则长圆形或三角状长圆形,略扁,长约 2 mm,宽约 1 mm。表面黄棕色至黑褐色,有细皱纹,一面有灰白色凹点状种脐。质硬。气微,味淡。

【经验鉴别与功效速记】 车前种子扁椭圆,表面黑褐凸一面,镜下种脐白凹点,通淋利尿明目兼。

19．牛蒡子(Arctii Fructus)

来源于菊科植物牛蒡(*Arctium lappa* L.)的干燥成熟果实。

【药材】 呈长倒卵形,略扁,微弯曲,长 5~7 mm,宽 2~3 mm。表面灰褐色,带紫黑色斑点,有数条纵棱,通常中间有 1~2 条较明显。顶端钝圆,稍宽,顶面有圆环,中间具点状花柱残迹;基部略窄,着生面色较淡。果皮较硬,子叶 2,淡黄白色,富油性。气微,味苦后微辛而稍麻舌。

【经验鉴别与功效速记】 牛蒡子长扁卵形,外皮灰褐突纵纹,稀疏斑点致密网,散热解毒利咽疹。

20．苍耳子(Xanthii Fructus)

来源于菊科植物苍耳(*Xanthium sibiricum* Patr.)的干燥成熟带总苞的果实。

【药材】 呈纺锤形或卵圆形,长 1~1.5 cm,直径 0.4~0.7 cm,表面黄棕色或黄绿色,全体有钩刺,顶端有 2 枚较粗的刺,分离或相连,基部有果梗痕。质硬而韧,横切面中央有纵隔膜,2 室,各有 1 枚瘦果。瘦果略呈纺锤形,一面较平坦,顶端具一突起的花柱基,果皮薄,灰黑色,具纵纹。种皮膜质,浅灰色,子叶 2,有油性。气微,味微苦。

【经验鉴别与功效速记】 苍耳苞果纺锤形,表面黄绿多钩刺,瘦果灰黑分二室,通窍止痛祛风湿。

21．薏苡仁(Coicis Semen)

来源于禾本科植物薏苡(*Coix lacryma-jobi* L. var. *mayuen*(Roman.) Stapf)的干燥成熟种仁。

【药材】 呈宽卵形或长椭圆形,长 4~8 mm,宽 3~6 mm。表面乳白色,光滑,偶有残存的黄褐色种皮;一端钝圆,另一端较宽而微凹,有一淡棕色点状种脐;背面圆凸,腹面有 1 条较宽而深的纵沟。质坚实,断面白色,粉性。气微,味微甜。

【经验鉴别与功效速记】 薏仁乳白小广卵,基宽微凹顶钝圆,腹面纵沟留棕皮,利水清热又补脾。

22．槟榔(Arecae Semen)

来源于棕榈科植物槟榔(*Areca catechu* L.)的干燥成熟种子。

【药材】 呈扁球形或圆锥形,高 1.5~3.5 cm,底部直径 1.5~3 cm。表面淡黄棕色或淡红棕色,具稍凹下的网状沟纹,底部中心有圆形凹陷的珠孔,其旁有一明显瘢痕状种脐。质坚硬,不易破碎,断面可见棕色种皮与白色胚乳相间的大理石样花纹。气微,味涩、微苦。

【经验鉴别与功效速记】 槟榔种子扁球形,色黄棕珠孔圆凹,质坚大理石样纹,杀虫消积行气奇。

23. 砂仁(Amomi Fructus)

来源于姜科植物阳春砂(*Amomum villosum* Lour.)、绿壳砂(*A. villosum* Lour. var. *xanthioides* T. L. Wu et Senjen)或海南砂(*A. longiligulare* T. L. Wu)的干燥成熟果实。

【药材】 **阳春砂、绿壳砂**:呈椭圆形或卵圆形,有不明显的三棱,长 1.5～2 cm,直径 1～1.5 cm。表面棕褐色,密生刺状突起,顶端有花被残基,基部常有果梗。果皮薄而软。种子集结成团,具三钝棱,中有白色隔膜,将种子团分成 3 瓣,每瓣有种子 5～26 粒。种子为不规则多面体,直径 2～3 mm;表面棕红色或暗褐色,有细皱纹,外被淡棕色膜质假种皮;质硬,胚乳灰白色。气芳香而浓烈,味辛凉、微苦。**海南砂**:呈长椭圆形或卵圆形,有明显的三棱,长 1.5～2 cm,直径 0.8～1.2 cm。表面被片状、分枝的软刺,基部具果梗痕。果皮厚而硬。种子团较小,每瓣有种子 3～24 粒;种子直径 1.5～2 mm。气味稍淡。

【经验鉴别与功效速记】 阳春绿壳海南砂,个大坚实饱满佳,种子棕红香气浓,化湿开胃兼温脾。

24. 草果(Tsaoko Fructus)

来源于姜科植物草果(*Amomum tsaoko* Crevost et Lemaire)的干燥成熟果实。

【药材】 呈长椭圆形,具三钝棱,长 2～4 cm,直径 1～2.5 cm。表面灰棕色至红棕色,具纵沟及棱线,顶端有圆形突起的柱基,基部有果梗或果梗痕。果皮质坚韧,易纵向撕裂。剥去外皮,中间有黄棕色隔膜,将种子团分成 3 瓣,每瓣有种子多为 8～11 粒。种子呈圆锥状多面体,直径约 5 mm;表面红棕色,外被灰白色膜质的假种皮,种脊为一条纵沟,尖端有凹状的种脐。质硬,胚乳灰白色。有特异香气,味辛、微苦。

【经验鉴别与功效速记】 草果椭圆皮红棕,壳韧有多纵沟棱,内分三瓣集长球,温中燥湿除痰疟。

25. 豆蔻(Amomi Fructus Rotundus)

来源于姜科植物白豆蔻(*Amomum kravanh* Pierre ex Gagnep.)或爪哇白豆蔻(*A. compactum* Soland ex Maton)的干燥成熟果实。按产地不同分为"原豆蔻"和"印尼白蔻"。

【药材】 **原豆蔻**:呈类球形,直径 1.2～1.8 cm。表面黄白色至淡黄棕色,有 3

条较深的纵向槽纹,顶端有突起的柱基,基部有凹下的果柄痕,两端均具浅棕色绒毛。果皮体轻,质脆,易纵向裂开,内分 3 室,每室含种子约 10 粒;种子呈不规则多面体,背面略隆起,直径 3~4 mm,表面暗棕色,有皱纹,并被有残留的假种皮。气芳香,味辛凉略似樟脑。**印尼白蔻**:个略小。表面黄白色,有的微显紫棕色。果皮较薄,种子瘦瘪。气味较弱。

【经验鉴别与功效速记】 白豆蔻圆三钝棱,皮薄色白显脉纹,顶凸柱基内三室,健胃止呕滞气行。

26. 红豆蔻(Galangae Fructus)

来源于姜科植物大高良姜(*Alpinia galanga* Willd.)的干燥成熟果实。

【药材】 呈长球形,中部略细,长 0.7~1.2 cm,直径 0.5~0.7 cm。表面红棕色或暗红色,略皱缩,顶端有黄白色管状宿萼,基部有果梗痕。果皮薄,易破碎。种子 6 粒,扁圆形或三角状多面形,黑棕色或红棕色,外被黄白色膜质假种皮,胚乳灰白色。气香,味辛辣。

【经验鉴别与功效速记】 红蔻长圆色褐赤,腰凹顶萼薄果皮,子呈三角三六粒,燥湿散寒又消食。

27. 草豆蔻(Alpiniae Katsumadai Semen)

来源于姜科植物草豆蔻(*Alpinia katsumadai* Hayata)的干燥近成熟种子。

【药材】 类球形的种子团,直径 1.5~2.7 cm。表面灰褐色,中间有黄白色的隔膜,将种子团分成 3 瓣,每瓣有种子多数,粘连紧密,种子团略光滑。种子为卵圆状多面体,长 3~5 mm,直径约 3 mm,外被淡棕色膜质假种皮,种脊为一条纵沟,一端有种脐;质硬,将种子沿种脊纵剖两瓣,纵断面观呈斜心形,种皮沿种脊向内伸入部分约占整个表面积的 1/2;胚乳灰白色。气香,味辛、微苦。

【经验鉴别与功效速记】 草蔻无壳形近圆,种团灰白膜隔三,瓣粒多数粘连紧,燥湿温中暖胃寒。

28. 益智(Alpiniae Oxyphyllae Fructus)

来源于姜科植物益智(*Alpinia oxyphylla* Miq.)的干燥成熟果实。

【药材】 呈椭圆形,两端略尖,长 1.2~2 cm,直径 1~1.3 cm。表面棕色或灰棕色,有纵向凹凸不平的突起棱线 13~20 条,顶端有花被残基,基部常残存果梗。果皮薄而稍韧,与种子紧贴,种子集结成团,中有隔膜将种子团分为 3 瓣,每瓣有种子 6~11 粒。种子呈不规则的扁圆形,略有钝棱,直径约 3 mm,表面灰褐色或灰黄色,外被淡棕色膜质的假种皮;质硬,胚乳白色。有特异香气,味辛、微苦。

【经验鉴别与功效速记】 益智纺锤两端尖,皮韧棕红多纵线,种子多角粘三团,补肾温脾缩尿涎。

（二）显微鉴定

1. 酸枣仁

【粉末】 棕红色。种皮栅状细胞棕红色，表面观多角形，壁厚，木化，胞腔小；侧面观呈长条形，外壁增厚，侧壁上、中部甚厚，下部渐薄；底面观类多角形或圆多角形。种皮内表皮细胞棕黄色，表面观长方形或类方形，垂周壁连珠状增厚，木化。子叶表皮细胞含细小草酸钙簇晶和方晶。

2. 牵牛子

【粉末】 淡黄棕色。种皮表皮细胞深棕色，形状不规则，壁波状。非腺毛单细胞，黄棕色，稍弯曲，长 50～240 μm。子叶碎片中有分泌腔，圆形或椭圆形，直径 35～106 μm。草酸钙簇晶直径 10～25 μm。栅状组织碎片和光辉带有时可见。

四、实验报告

（1）写出下列中药材的性状鉴定主要特征：吴茱萸、鸦胆子、巴豆、酸枣仁、胖大海、使君子、诃子、山茱萸、连翘、女贞子、马钱子、菟丝子、牵牛子、夏枯草、枸杞子、栀子、瓜蒌、车前子、牛蒡子、苍耳子、薏苡仁、槟榔、砂仁、草果、豆蔻、红豆蔻、草豆蔻、益智。

（2）写出酸枣仁、牵牛子粉末鉴定的主要特征并拍照，绘制简图。

实验九 全草类中药的鉴别

一、目的要求

（1）掌握麻黄等 26 种全草类中药材及饮片的性状鉴别。

（2）掌握麻黄、断血流的显微鉴定特征。

二、仪器、试剂及材料

1. 仪器

生物显微镜、显微鉴定常用实验器具。

2. 试剂

蒸馏水、水合氯醛、稀甘油。

3. 材料

药材及饮片：麻黄、槲寄生、桑寄生、仙鹤草、紫花地丁、金钱草、广藿香、荆芥、益母草、半枝莲、薄荷、泽兰、香薷、断血流、肉苁蓉、锁阳、穿心莲、白花蛇舌草、佩兰、茵陈、青蒿、大蓟、小蓟、蒲公英、淡竹叶、石斛。

粉末：麻黄、断血流。

三、实验内容

（一）药材及饮片性状鉴别要点

1. 麻黄（Ephedrae Herba）

来源于麻黄科植物草麻黄（*Ephedra sinica* Stapf）、中麻黄（*E. intermedia* Schrenk et C. A. Mey.）或木贼麻黄（*E. equisetina* Bge.）的干燥草质茎。

【药材】 **草麻黄**：呈细长圆柱形，少分枝，直径 1～2 mm。有的带少量棕色木质茎。表面淡绿色至黄绿色，有细纵脊线，触之微有粗糙感。节明显，节间长 2～6 cm。节上有膜质鳞叶，长 3～4 mm；裂片 2（稀 3），锐三角形，先端灰白色，反曲，基部联合成筒状，红棕色。体轻，质脆，易折断，断面略呈纤维性，周边绿黄色，髓部红棕色，近圆形。气微香，味涩、微苦。**中麻黄**：多分枝，直径 1.5～3 mm，有粗糙感。节上膜质鳞叶长 2～3 mm，裂片 3（稀 3），先端锐尖。断面髓部呈三角状圆形。**木贼麻黄**：较多分枝，直径 1～1.5 mm，无粗糙感。节间长 1.5～3 cm。膜质鳞叶长 1～2 mm；裂片 2（稀 3），上部为短三角形，灰白色，先端多不反曲，基部棕红色至棕黑色。

【经验鉴别与功效速记】 麻黄本是草质茎，表面黄绿有纵棱；节间长短看品种，鳞叶裂数亦不同，二裂反卷草麻黄，木贼麻黄不反卷，上端三裂中麻黄，质脆易断体较轻，髓部红棕是特征。

2. 槲寄生（Visci Herba）

来源于桑寄生科植物槲寄生（*Viscum coloratum*（Komar.）Nakai）的干燥带叶茎枝。

【药材】 茎枝呈圆柱形，有 2～5 叉状分枝，长约 30 cm，直径 0.3～1 cm；表面黄绿色、金黄色或黄棕色，有纵皱纹；节膨大，节上有分枝或枝痕；体轻，质脆，易折断，断面不平坦，皮部黄色，木部色较浅，射线放射状，髓部常偏向一边。叶对生于枝梢，易脱落，无柄；叶片呈长椭圆状披针形，长 2～7 cm，宽 0.5～1.5 cm；先端钝圆,基部楔形,全缘;表面黄绿色,有细皱纹,主脉5出,中间3条明显;革质。气微,味微苦,嚼之有黏性。

【经验鉴别与功效速记】　槲寄生枝多分叉,顶端对叶倒披针,三脉革质均黄绿,祛风补虚兼安胎。

3. 桑寄生(Taxilli Herba)

来源于桑寄生科植物桑寄生(*Taxillus chinensis* (DC.) Danser)的干燥带叶茎枝。

【药材】　茎枝呈圆柱形,长3～4 cm,直径0.2～1 cm;表面红褐色或灰褐色,具细纵纹,并有多数细小突起的棕色皮孔,嫩枝有的可见棕褐色茸毛;质坚硬,断面不整齐,皮部红棕色,木部色较浅。叶多卷曲,具短柄;叶片展平后呈卵形或椭圆形,长3～8 cm,宽2～5 cm;表面黄褐色,幼叶被细茸毛,先端钝圆,基部圆形或宽楔形,全缘;革质。气微,味涩。

【经验鉴别与功效速记】　桑寄生枝红褐色,嫩枝间有棕茸毛,叶片卵形黄褐色,祛风除湿补肾肝。

4. 仙鹤草(Agrimoniae Herba)

来源于蔷薇科植物龙芽草(*Agrimonia pilosa* Ledeb.)的干燥地上部分。

【药材】　长50～100 cm,全体被白色柔毛。茎下部圆柱形,直径4～6 mm,红棕色,上部方柱形,四面略凹陷,绿褐色,有纵沟和棱线,有节;体轻,质硬,易折断,断面中空。单数羽状复叶互生,暗绿色,皱缩卷曲;质脆,易碎;叶片有大、小两种,相间生于叶轴上,顶端小叶较大,完整小叶片展平后虽卵形或长椭圆形,先端尖,基部楔形,边缘有锯齿;托叶2,抱茎,斜卵形。总状花序细长,花萼下部呈筒状,萼筒上部有钩刺,先端5裂,花瓣黄色。气微,味微苦。

【经验鉴别与功效速记】　仙鹤全草茎直长,顶片小叶大过旁,带钩瘦果成长序,收敛止血疗毒疮。

5. 紫花地丁(Violae Herba)

来源于堇菜科植物紫花地丁(*Viola yedoensis* Makino)的干燥全草。

【药材】　多皱缩成团。主根长圆锥形,直径1～3 mm;淡黄棕色,有细纵皱纹。叶基生,灰绿色,展平后叶片呈披针形或卵状披针形,长1.5～6 cm,宽1～2 cm;先端钝,基部截形或稍心形,边缘具钝锯齿,两面有毛;叶柄细,长2～6 cm,上部具明显狭翅。花茎纤细;花瓣5,紫堇色或淡棕色;花距细管状。蒴果椭圆形或3裂,种子多数,淡棕色。气微,味微苦而稍黏。

【经验鉴别与功效速记】　地丁根圆叶犁头,花紫蒴果裂如丁,清热解毒疗疔疮,乳痈蛇伤用之灵。

6. 金钱草(Lysimachiae Herba)

来源于报春花科植物过路黄(*Lysimachia christinae* Hance)的新鲜或干燥

全草。

【药材】　常缠结成团,无毛或被疏柔毛。茎扭曲,表面棕色或暗棕红色,有纵纹,下部茎节上有时具须根,断面实心。叶对生,多皱缩,展平后呈宽卵形或心形,长 1～4 cm,宽 1～5 cm,基部微凹,全缘;上表面灰绿色或棕褐色,下表面色较浅,主脉明显突起,用水浸后,对光透视可见黑色或褐色条纹;叶柄长 1～4 cm。有的带花,花黄色,单生叶腋,具长梗。蒴果球形。气微,味淡。

【经验鉴别与功效速记】　金钱草为过路黄,茎细对叶宽等长,主脉一条背面突,利水通淋除湿黄。

7. 广藿香(Pogostemonis Herba)

来源于唇形科植物广藿香(*Pogostemon cablin* (Blanco) Benth.)的干燥地上部分。

【药材】　茎略呈方柱形,多分枝,枝条稍曲折,长 30～60 cm,直径 0.2～0.7 cm;表面被柔毛;质脆,易折断,断面中部有髓;老茎类圆柱形,直径 1～1.2 cm,被灰褐色栓皮。叶对生,皱缩成团,展平后叶片呈卵形或椭圆形,长 4～9 cm,宽 3～7 cm;两面均被灰白色绒毛;先端短尖或钝圆,基部楔形或钝圆,边缘具大小不规则的钝齿;叶柄细,长 2～5 cm,被柔毛。气香特异,味微苦。

【经验鉴别与功效速记】　藿香草茎四棱形,广藿圆梗有茸毛,对叶卵形髓白色,芳香运脾散表湿。

8. 荆芥(Schizonepetae Herba)

来源于唇形科植物荆芥(*Schizonepeta tenuifolia* Briq.)的干燥地上部分。

【药材】　茎呈方柱形,上部有分枝,长 50～80 cm,直径 0.2～0.4 cm;表面淡黄绿色或淡紫红色,被短柔毛;体轻,质脆,断面类白色。叶对生,多已脱落,叶片 3～5 羽状分裂,裂片细长。穗状轮伞花序顶生,长 2～9 cm,直径约 0.7 cm。花冠多脱落,宿萼钟状,先端 5 齿裂,淡棕色或黄绿色,被短柔毛。小坚果棕黑色。气芳香,味微涩而辛凉。

【经验鉴别与功效速记】　荆芥茎方紫有气,全株芳香坚果小,穗状花序钟宿萼,祛风解表止血妙。

9. 益母草(Leonuri Herba)

来源于唇形科植物益母草(*Leonurus japonicus* Houtt.)的新鲜或干燥地上部分。

【药材】　茎表面灰绿色或黄绿色;体轻,质韧,断面中部有髓。叶片灰绿色,多皱缩、破碎,易脱落。轮伞花序腋生,小花淡紫色,花萼筒状,花冠二唇形。切段者长约 2 cm。

【经验鉴别与功效速记】　益母草全草茎四方,对叶掌裂和条状,轮伞花序粉红花,活血调经妇科长。

10. 半枝莲(Scutellariae Barbatae Herba)

来源于唇形科植物半枝莲(*Scutellaria barbata* D. Don)的干燥全草。

【药材】　长 15～35 cm,无毛或花轴上疏被毛。根纤细。茎丛生,较细,方柱形;表面暗紫色或棕绿色。叶对生,有短柄;叶片多皱缩,展平后呈三角状卵形或披针形,长 1.5～3 cm,宽 0.5～1 cm;先端钝,基部宽楔形,全缘或有少数不明显的钝齿;上表面暗绿色,下表面灰绿色。花单生于茎枝上部叶腋,花萼裂片钝或较圆;花冠二唇形,棕黄色或浅蓝紫色,长约 1.2 cm,被毛。果实扁球形,浅棕色。气微,味微苦。

【经验鉴别与功效速记】　半枝莲茎方根纤细,表面暗紫味微苦,叶片三角花单生,清热解毒又化淤。

11. 薄荷(Menthae Haplocalycis Herba)

来源于唇形科植物薄荷(*Mentha haplocalyx* Briq.)的干燥地上部分。

【药材】　茎呈方柱形,长 15～40 cm,直径 0.2～0.4 cm;表面紫棕色或淡绿色,棱角处具茸毛,节间长 2～5 cm;质脆,断面白色,髓部中空。叶对生,有短柄;叶片皱缩卷曲,完整者展平后呈宽披针形、长椭圆形或卵形,长 2～7 cm,宽 1～3 cm;上表面深绿色,下表面灰绿色,稀被茸毛,有凹点状腺鳞。轮伞花序腋生,花萼钟状,先端 5 齿裂,花冠淡紫色。揉搓后有特殊清凉香气,味辛凉。

【经验鉴别与功效速记】　薄荷茎方棱有茸,紫梗绿叶气清凉,腋生花序留花萼,疏风透疹清头目。

12. 泽兰(Lycopi Herba)

来源于唇形科植物毛叶地瓜儿苗(*Lycopus lucidus* Turcz. var. *hirtus* Regel)的干燥地上部分。

【药材】　茎呈方柱形,少分枝,四面均有浅纵沟,长 50～100 cm,直径 0.2～0.6 cm;表面黄绿色或带紫色,节处紫色明显,有白色茸毛;质脆,断面黄白色,髓部中空。叶对生,有短柄或近无柄;叶片多皱缩,展平后呈披针形或长圆形,长 5～10 cm;上表面黑绿色或暗绿色,下表面灰绿色,密具腺点,两面均有短毛;先端尖,基部渐狭,边缘有锯齿。轮伞花序腋生,花冠多脱落,苞片和花萼宿存,小苞片披针形,有缘毛,花萼钟形,5 齿。气微,味淡。

【经验鉴别与功效速记】　泽兰方茎节处红,叶腋开花叶对生,叶片椭圆叶柄短,叶背密生小腺点,莫与佩兰相混乱。

13. 香薷(Moslae Herba)

来源于唇形科植物石香薷(*Mosla chinensis* Maxim.)或江香薷(*M. chinensis* 'Jiangxiangru')的干燥地上部分。前者习称"青香薷",后者习称"江香薷"。

【药材】　青香薷:长 30～50 cm,基部紫红色,上部黄绿色或淡黄色,全体密被白色茸毛。茎方柱形,基部类圆形,直径 1～2 mm,节明显,节间长 4～7 cm;质脆,易折断。叶对生,多皱缩或脱落,叶片展平后呈长卵形或披针形,暗绿色或黄绿色,边缘有 3～5 个疏浅锯齿。穗状花序顶生及腋生,苞片圆卵形或圆倒卵形,脱落或残存;花萼宿存,钟状,淡紫红色或灰绿色,先端 5 裂,密被茸毛。小坚果 4,直径 0.7～1.1 mm,近圆球形,具网纹。气清香而浓,味微辛而凉。**江香薷**:长 55～66 cm。表面黄绿色,质较柔软。边缘有 5～9 个疏浅锯齿。果实直径 0.9～1.4 mm,表面具疏网纹。

【经验鉴别与功效速记】 香薷茎方节明显,茎紫叶绿被白茸,穗状花序顶腋生,发表解暑散水湿。

14. 断血流(Clinopodii Herba)

来源于唇形科植物灯笼草(*Clinopodium polycephalum* (Vaniot) C. Y. Wu et Hsuan)或风轮菜(*C. chinense* (Benth.) O. Kuntze)的干燥地上部分。

【药材】 茎呈方柱形,四面凹下呈槽,分枝对生,长 30～90 cm,直径 1.5～4 mm;上部密被灰白色茸毛,下部较稀疏或近于无毛,节间长 2～8 cm,表面灰绿色或绿褐色;质脆,易折断,断面不平整,中央有髓或中空。叶对生,有柄,叶片多皱缩、破碎,完整者展平后呈卵形,长 2～5 cm,宽 1.5～3.2 cm;边缘具疏锯齿,上表面绿褐色,下表面灰绿色,两面均密被白色茸毛。气微香,味涩、微苦。

【饮片】 为不规则的段。

【经验鉴别与功效速记】 断血流源自民间,茎方叶对锯齿疏,叶色绿褐密被毛,收敛止血崩漏佳。

15. 肉苁蓉(Cistanches Herba)

来源于列当科植物肉苁蓉(*Cistanche deserticola* Y. C. Ma)或管花肉苁蓉(*C. tubulosa* (Schenk) Wight)的干燥带鳞叶的肉质茎。

【药材】 **肉苁蓉**:呈扁圆柱形,稍弯曲,长 3～15 cm,直径 2～8 cm。表面棕褐色或灰棕色,密被覆瓦状排列的肉质鳞叶,通常鳞叶先端已断。体重,质硬,微有柔性,不易折断,断面棕褐色,有淡棕色点状维管束,排列成波状环纹。气微,味甜、微苦。**管花肉苁蓉**:呈类纺锤形、扁纺锤形或扁柱形,稍弯曲,长 5～25 cm,直径 2.5～9 cm。表面棕褐色至黑褐色。断面颗粒状,灰棕色至灰褐色,散生点状维管束。

【经验鉴别与功效速记】 苁蓉肉质呈扁圆,表面密被厚鳞片,切面花点放射状,补肾益精又通便。

16. 锁阳(Cynomorii Herba)

来源于锁阳科植物锁阳(*Cynomorium songaricum* Rupr.)的干燥肉质茎。

【药材】 呈扁圆柱形,微弯曲,长 5～15 cm,直径 1.5～5 cm。表面棕色或棕褐色,粗糙,具明显纵沟和不规则凹陷,有的残存三角形的黑棕色鳞片。体重,质硬,难折断,断面浅棕色或棕褐色,有黄色三角状维管束。气微,味甘而涩。

【经验鉴别与功效速记】　锁阳扁圆皱纵沟,三角鳞片偶残留,色棕质硬内粉性,益精壮阳润肠优。

17. 穿心莲(Andrographis Herba)

来源于爵床科植物穿心莲(*Andrographis paniculata*(Burm. f.)Nees)的干燥地上部分。

【药材】　茎呈方柱形,多分枝,长 50～70 cm,节稍膨大;质脆,易折断。单叶对生,叶柄短或近无柄;叶片皱缩、易碎,完整者展平后呈披针形或卵状披针形,长 3～12 cm,宽 2～5 cm,先端渐尖,基部楔形下延,全缘或波状;上表面绿色,下表面灰绿色,两面光滑。气微,味极苦。

【经验鉴别与功效速记】　穿心莲茎方节显,绿色枝叶均对生,质脆易啐味极苦,清热解毒抗感染。

18. 白花蛇舌草(Hedyotidis Diffusae Herba)

来源于茜草科植物白花蛇舌草(*Hedyotis diffusa* Willd.)的干燥全草。

【药材】　扭缠成团状,灰绿色至灰棕色。有主根一条,粗 2～4 mm,须根纤细,淡灰棕色;茎细而卷曲,质脆易折断,中央有白色髓部。叶多破碎,极皱缩,易脱落;有托叶,长 1～2 mm。花腋生。气微,味淡。

【经验鉴别与功效速记】　白花蛇舌草纤细,线叶对生灰绿枝,叶腋小花蒴果球,清热解毒利水湿。

19. 佩兰(Eupatorii Herba)

来源于菊科植物佩兰(*Eupatorium fortunei* Turcz.)的干燥地上部分。

【药材】　茎呈圆柱形,长 30～100 cm,直径 0.2～0.5 cm;表面黄棕色或黄绿色,有的带紫色,有明显的节和纵棱线;质脆,断面髓部白色或中空。叶对生,有柄,叶片多皱缩、破碎,绿褐色;完整叶片 3 裂或不分裂,分裂者中间裂片较大,展平后呈披针形或长圆状披针形,基部狭窄,边缘有锯齿;不分裂者展平后呈卵圆形、卵状披针形或椭圆形。气芳香,味微苦。

【经验鉴别与功效速记】　佩兰茎圆绿带紫,断面类白髓或空。对叶皱碎呈暗绿,芳香化湿解表用。

20. 茵陈(Artemisiae Scopariae Herba)

来源于菊科植物滨蒿(*Artemisia scoparia* Waldst. et Kit.)或茵陈蒿(*A. capillaris* Thunb.)的干燥地上部分。

【药材】　绵茵陈:多卷曲成团状,灰白色或灰绿色,全体密被白色茸毛,绵软如绒。茎细小,长 1.5～2.5 cm,直径 0.1～0.2 cm,除去表面白色茸毛后可见明显纵纹;质脆,易折断。叶具柄;展平后叶片呈一至三回羽状分裂,叶片长 1～3 cm,

宽约 1 cm；小裂片卵形或稍呈倒披针形、条形，先端锐尖。气清香，味微苦。**花茵陈**：茎呈圆柱形，多分枝，长 30～100 cm，直径 2～8 mm；表面淡紫色或紫色，有纵条纹，被短柔毛；体轻，质脆，断面类白色。叶密集，或多脱落；下部叶二至三回羽状深裂，裂片条形或细条形，两面密被白色柔毛；茎生叶一至二回羽状全裂，基部抱茎，裂片细丝状。头状花序卵形，多数集成圆锥状，有短梗；总苞片 3～4 层，卵形，苞片 3 裂；外层雌花 6～10 个，可多达 15 个，内层两性花 2～10 个。瘦果长圆形，黄棕色。气芳香，味微苦。

　　【经验鉴别与功效速记】　茵陈卷曲绒团状，灰绿密被白柔毛，叶片羽裂小绒形，清热利湿能退黄。

　　21．青蒿（Artemisiae Annuae Herba）
　　来源于菊科植物黄花蒿（*Artemisia annua* L.）的干燥地上部分。
　　【药材】　茎呈圆柱形，上部多分枝，长 30～80 cm，直径 0.2～0.6 cm；表面黄绿色或棕黄色，具纵棱线；质略硬，易折断，断面中部有髓。叶互生，暗绿色或棕绿色，卷缩易碎，完整者展平后为三回羽状深裂，裂片和小裂片矩圆形或长椭圆形，两面被短毛。气香特异，味微苦。

　　【经验鉴别与功效速记】　黄花青蒿圆柱茎，二至三回羽状叶，互生暗绿被短毛，解暑截疟清虚热。

　　22．大蓟（Cirsii Japonici Herba）
　　来源于菊科植物蓟（*Cirsium japonicum* Fisch. ex DC.）的干燥地上部分。
　　【药材】　茎呈圆柱形，表面绿褐色或棕褐色，有数条纵棱，被丝状毛；断面灰白色，髓部疏松或中空。叶皱缩，多破碎，完整叶片展平后呈倒披针形或倒卵状椭圆形，羽状深裂，边缘具不等长的针刺；上表面灰绿色或黄棕色，下表面色较浅，两面均具灰白色丝状毛。头状花序顶生，球形或椭圆形，总苞黄褐色，羽状冠毛灰白色。气微，味淡。

　　【经验鉴别与功效速记】　大蓟叶片色焦褐，羽状深裂中脉强，边缘针刺长不等，凉血止血散肿疡。

　　23．小蓟（Cirsii Herba）
　　来源于菊科植物刺儿菜（*Cirsium setosum*（Willd.）MB.）的干燥地上部分。
　　【药材】　茎呈圆柱形，有的上部分枝，长 5～30 cm，直径 0.2～0.5 cm；表面灰绿色或带紫色，具纵棱及白色柔毛；质脆，易折断，断面中空。叶互生，无柄或有短柄；叶片皱缩或破碎，完整者展平后呈长椭圆形或长圆状披针形，全缘或微齿裂至羽状深裂，齿尖具针刺；上表面绿褐色，下表面灰绿色，两面均具白色柔毛。头状花序单个或数个顶生；总苞钟状，苞片 5～8 层，黄绿色；花紫红色。气微，味微苦。

　　【经验鉴别与功效速记】　小蓟叶片呈黄绿，全缘微波或缺刻，刺毛较小金黄色,甘凉止血清下焦。

24. 蒲公英(Taraxaci Herba)

来源于菊科植物蒲公英(*Taraxacum mongolicum* Hand.-Mazz.)、碱地蒲公英(*T. borealisinense* Kitam.)或同属数种植物的干燥全草。

【药材】 呈皱缩卷曲的团块。根呈圆锥状,多弯曲,长 3～7 cm;表面棕褐色,根头部有棕褐色或黄白色的茸毛,有的已脱落。叶基生,多皱缩破碎,完整叶片呈倒披针形,绿褐色或暗灰绿色,先端尖或钝,边缘浅裂或羽状分裂,基部渐狭,下延呈柄状,下表面主脉明显。花茎 1 条至数条,每条顶生头状花序,花冠黄褐色或淡黄白色。有的可见多数具白色冠毛的长椭圆形瘦果。气微,味微苦。

【经验鉴别与功效速记】 公英圆柱棕褐根,根头有毛叶基生,头状花序冠毛果,解毒利湿疮痈用。

25. 淡竹叶(Lophatheri Herba)

来源于禾本科植物淡竹叶(*Lophatherum gracile* Brongn.)的干燥茎叶。

【药材】 长 25～75 cm。茎呈圆柱形,有节,表面淡黄绿色,断面中空。叶鞘开裂。叶片披针形,有的皱缩卷曲,长 5～20 cm,宽 1～3.5 cm;表面浅绿色或黄绿色。叶脉平行,具横行小脉,形成长方形的网格状,下表面尤为明显。体轻,质柔韧。气微,味淡。

【经验鉴别与功效速记】 淡竹叶片披针形,青绿柔毛脉平行,清热生津除烦渴,利尿泄热解诸淋。

26. 石斛(Dendrobii Caulis)

来源于兰科植物金钗石斛(*Dendrobium nobile* Lindl.)、鼓槌石斛(*D. chrysotoxum* Lindl.)、流苏石斛(*D. fimbriatum* Hook.)或霍山石斛(*D. huoshanense* C. Z. Tang et S. J. Cheng)的栽培品及其同属植物近似种的新鲜或干燥茎。

【药材】 **鲜石斛**:呈圆柱形或扁圆柱形,长约 30 cm,直径 0.4～1.2 cm。表面黄绿色,光滑或有纵纹,节明显,色较深,节上有膜质叶鞘。肉质多汁,易折断。气微,味微苦而回甜,嚼之有黏性。**金钗石斛**:呈扁圆柱形,长 20～40 cm,直径 0.4～0.6 cm,节间长 2.5～3 cm。表面金黄色或黄中带绿色,有深纵沟。质硬而脆,断面较平坦而疏松。气微,味苦。**鼓槌石斛**:呈粗纺锤形,中部直径 1～3 cm,具 3～7 节。表面光滑,金黄色,有明显凸起的棱。质轻而松脆,断面海绵状。气微,味淡,嚼之有黏性。**流苏石斛**:呈长圆柱形,长 20～150 cm,直径 0.4～1.2 cm,节明显,节间长 2～6 cm。表面黄色至暗黄色,有深纵槽。质疏松,断面平坦或呈纤维性。味淡或微苦,嚼之有黏性。**霍山石斛**:干条呈直条状或不规则弯曲形,长 2～8 cm,直径 1～4mm。表面淡黄绿色至黄绿色,偶有黄褐色斑块,有细纵纹,节明显,节上有的可见残留的灰白色膜质叶鞘;一端可见茎基部残留的短须根或须根痕,另一端为茎尖,较细。质硬而脆,易折断,断面平坦,灰黄色至灰绿色,略角质状。气微,味淡,嚼之有黏性。鲜品稍肥大。肉质,易折断,断面淡黄绿色至深绿色。气微,味淡,嚼之有黏性且少有渣。枫斗呈螺旋形或弹簧状,通常为 2～5 个旋纹,茎拉直后性状同干条。

【经验鉴别与功效速记】 石斛茎扁圆柱形,表面金黄显纵棱,节遣膜鞘质柔韧,益胃生津虚热清。

（二）显微鉴定

1. 麻黄

【粉末】 草麻黄:淡棕色。表皮细胞类长方形,外壁布满草酸钙砂晶,气孔特异,下陷,保卫细胞呈电话筒状。皮层纤维长,壁厚,有的木化,狭长,胞腔狭小,壁上布满砂晶,形成嵌晶纤维。螺纹、具缘纹孔导管直径 $10～15~\mu m$,导管分子斜面相接,接触面具多数穿孔,形成特殊的麻黄式穿孔板(端壁具多个圆形穿孔)。髓部薄壁细胞木化或非木化,常含红紫色或棕色物质。尚见木纤维及少量石细胞。

2. 断血流

【粉末】 风轮菜:黄绿色。下表皮细胞垂周壁呈波状,气孔直轴式。非腺毛细长、众多,由 1～9 个细胞组成,有的基部细胞膨大;有的细胞呈缢缩状,表面具疣状突起。腺鳞头部多为 8 个细胞,柄单细胞,极短。小腺毛头部、柄均为单细胞。

四、实验报告

（1）写出下列中药材及饮片的性状鉴定主要特征:麻黄、槲寄生、桑寄生、仙鹤草、紫花地丁、金钱草、广藿香、荆芥、益母草、半枝莲、薄荷、泽兰、香薷、断血流、肉苁蓉、锁阳、穿心莲、白花蛇舌草、佩兰、茵陈、青蒿、大蓟、小蓟、蒲公英、淡竹叶、石斛。

（2）写出草麻黄、断血流粉末鉴定的主要特征并拍照,绘制简图。

实验十　藻菌地衣、树脂及其他类中药的鉴别

一、目的要求

（1）掌握海藻等 7 种藻菌地衣类、苏合香等 5 种树脂类及海金沙等 6 种其他类

中药材及饮片的性状鉴别。

（2）**掌握**猪苓、茯苓的显微鉴定特征。

二、仪器、试剂及材料

1. 仪器

生物显微镜、显微鉴定常用实验器具。

2. 试剂

蒸馏水、水合氯醛、稀甘油。

3. 材料

药材及饮片：海藻、冬虫夏草、灵芝、茯苓、猪苓、雷丸、马勃、苏合香、乳香、没药、阿魏、血竭、海金沙、青黛、儿茶、冰片、五倍子、芦荟。

粉末：猪苓、茯苓。

三、实验内容

（一）药材及饮片性状鉴别要点

1. 海藻（Sargassum）

来源于马尾藻科植物海蒿子（*Sargassum pallidum*（Turn.）C. Ag.）或羊栖菜（*S. fusiforme*（Harv.）Setch.）的干燥藻体。

【药材】　**大叶海藻**：皱缩卷曲，黑褐色，有的被白霜，长 30～60 cm。主干呈圆柱状，具圆锥形突起，主枝自主干两侧生出，侧枝自主枝叶腋生出，具短小的刺状突起。初生叶披针形或倒卵形，长 5～7 cm，宽约 1 cm，全缘或具粗锯齿；次生叶条形或披针形，叶腋间有着生条状叶的小枝。气囊黑褐色，球形或卵圆形，有的有柄，顶端钝圆，有的具细短尖。质脆，潮润时柔软；水浸后膨胀，肉质，黏滑。气腥，味微咸。**小叶海藻**：较小，长 15～40 cm。分枝互生，无刺状突起。叶条形或细匙形，先端稍膨大，中空。气囊腋生，纺锤形或球形，囊柄较长。质较硬。

【经验鉴别与功效速记】　海藻黑褐被盐霜，叶状分枝有气囊，肉质黏滑且柔韧，功同昆布化坚痰。

2. 冬虫夏草（Cordyceps）

来源于麦角菌科真菌冬虫夏草菌（*Cordyceps sinensis*（Berk.）Sacc.）寄生在蝙蝠蛾科昆虫幼虫上的子座及幼虫尸体的干燥复合体。

【药材】　由虫体与从虫头部长出的真菌子座相连而成。虫体似蚕，长 3～

5 cm,直径 0.3~0.8 cm;表面深黄色至黄棕色,有环纹 20~30 个,近头部的环纹较细;头部红棕色;足 8 对,中部 4 对较明显;质脆,易折断,断面略平坦,淡黄白色。子座细长圆柱形,长 4~7 cm,直径约 0.3 cm;表面深棕色至棕褐色,有细纵皱纹,上部稍膨大;质柔韧,断面类白色。气微腥,味微苦。

【经验鉴别与功效速记】 虫草黄棕形似蚕,头部红棕身环纹,"草"似"金针"质柔韧,滋肺补肾虚体康。

3. 灵芝(Ganoderma)

来源于多孔菌科真菌赤芝(*Ganoderma lucidum* (Leyss. ex Fr.) Karst.)或紫芝(*G. sinense* Zhao,Xu et Zhang)的干燥子实体。

【药材】 **赤芝**:呈伞状,菌盖肾形、半圆形或近圆形,直径 10~18 cm,厚 1~2 cm。皮壳坚硬,黄褐色至红褐色,有光泽,具环状棱纹和辐射状皱纹,边缘薄而平截,常稍内卷。菌肉白色至淡棕色。菌柄圆柱形,侧生,少偏生,长 7~15 cm,直径 1~3.5 cm,红褐色至紫褐色,光亮。孢子细小,黄褐色。气微香,味苦涩。**紫芝**:皮壳紫黑色,有漆样光泽。菌肉锈褐色。菌柄长 17~23 cm。**栽培品**:子实体较粗壮、肥厚,直径 12~22 cm,厚 1.5~4 cm。皮壳外常被有大量粉尘样的黄褐色孢子。

【经验鉴别与功效速记】 灵芝菌盖半圆形,盖下侧生长菌柄,赤褐如漆质坚硬,益气安神喘咳宁。

4. 茯苓(Poria)

来源于多孔菌科真菌茯苓(*Poria cocos* (Schw.) Wolf)的干燥菌核。

【药材】 **茯苓个**:呈类球形、椭圆形、扁圆形或不规则团块,大小不一。外皮薄而粗糙,棕褐色至黑褐色,有明显的皱缩纹理。体重,质坚实,断面颗粒性,有的具裂隙,外层淡棕色,内部白色,少数淡红色,有的中间抱有松根。气微,味淡,嚼之粘牙。**茯苓块**:为去皮后切制的茯苓,呈立方块状或方块状厚片,大小不一。白色、淡红色或淡棕色。**茯苓片**:为去皮后切制的茯苓,呈不规则厚片,厚薄不一。白色、淡红色或淡棕色。

【经验鉴别与功效速记】 茯苓类球或块形,皮薄棕糙显皱纹,剖面白粉成粒状,健脾渗湿又安神。

5. 猪苓(Polyporus)

来源于多孔菌科真菌猪苓(*Polyporus umbellatus* (Pers.) Fries)的干燥菌核。

【药材】 呈条形、类圆形或扁块状,有的有分枝,长 5~25 cm,直径 2~6 cm。表面黑色、灰黑色或棕黑色,皱缩或有瘤状突起。体轻,质硬,断面类白色或黄白色,略呈颗粒状。气微,味淡。

【经验鉴别与功效速记】 猪苓块状如猪粪,皮黑瘤突显皱缩,断面类白且细腻,利尿消肿通诸淋。

6. 雷丸(Omphalia)

来源于白蘑科真菌雷丸(*Omphalia lapidescens* Schroet.)的干燥菌核。

【药材】 呈类球形或不规则团块,直径1～3 cm。表面黑褐色或棕褐色,有略隆起的不规则网状细纹。质坚实,不易破裂,断面不平坦,白色或浅灰黄色,常有黄白色大理石样纹理。气微,味微苦,嚼之有颗粒感,微带黏性,久嚼无渣。断面色褐呈角质样者,不可供药用。

【经验鉴别与功效速记】 雷丸类圆网纹细,表面黑褐质坚实,断面粉白有纹理,驱杀绦虫用粉剂。

7. 马勃(Lasiosphaera Calvatia)

来源于灰包科真菌脱皮马勃(*Lasiosphaera fenzlii* Reich.)、大马勃(*Calvatia gigantea* (Batsch ex Pers.) Lloyd)或紫色马勃(*C. lilacina* (Mont. et Berk.) Lloyd)的干燥子实体。

【药材】 脱皮马勃:呈扁球形或类球形,无不孕基部,直径15～20 cm。包被灰棕色至黄褐色,纸质,常破碎呈块片状,或已全部脱落。孢体灰褐色或浅褐色,紧密,有弹性,用手撕之,内有灰褐色棉絮状的丝状物。触之则孢子呈尘土样飞扬,手捻有细腻感。臭似尘土,无味。大马勃:不孕基部小或无。残留的包被由黄棕色的膜状外包被和较厚的灰黄色的内包被所组成,光滑,质硬而脆,成块脱落。孢体浅青褐色,手捻有润滑感。紫色马勃:呈陀螺形,或已压扁呈扁圆形,直径5～12 cm,不孕基部发达。包被薄,两层,紫褐色,粗皱,有圆形凹陷,外翻,上部常裂成小块或已部分脱落。孢体紫色。

【经验鉴别与功效速记】 马勃紫褐子实体,包皮灰棕质如纸,质轻弹之孢子飞,清肺解毒利咽使。

8. 苏合香(Styrax)

来源于金缕梅科植物苏合香树(*Liquidimibar orientalis* Mill.)的树干渗出的香树脂经加工精制而成。

【药材】 呈半流动性的浓稠液体。棕黄色或暗棕色,半透明。质黏稠。气芳香。

【经验鉴别与功效速记】 苏合香脂气芳香,细腻黏稠似饴糖。挑之成丝烧稀薄,开窍避秽效力彰。

9. 乳香(Olibanum)

来源于橄榄科植物乳香树(*Boswellia carterii* Birdw.)及同属植物药胶香树(*B. bhaw-dajiana* Birdw.)树皮渗出的树脂。分为索马里乳香和埃塞俄比亚乳香,每种乳香又分为乳香珠和原乳香。

【药材】 呈长卵形滴乳状、类圆形颗粒或黏合成大小不等的不规则块状物。大者长达 2 cm(乳香珠)或 5 cm(原乳香)。表面黄白色,半透明,被有黄白色粉末,久存则颜色加深。质脆,遇热软化。破碎面有玻璃样或蜡样光泽。具特异香气,味微苦。

【经验鉴别与功效速记】 乳香色黄或棕红,形似乳头或泪珠,质脆蜡样透明状,活血止痛敛疮疡。

10. 没药(Myrrha)

来源于橄榄科植物地丁树(*Commiphora myrrha* Engl.)或哈地丁树(*C. molmol* Engl.)的干燥树脂。分为天然没药和胶质没药。

【药材】 **天然没药**:呈不规则颗粒性团块,大小不等,大者直径长达 6 cm 以上。表面黄棕色或红棕色,近半透明部分呈棕黑色,被有黄色粉尘。质坚脆,破碎面不整齐,无光泽。有特异香气,味苦而微辛。**胶质没药**:呈不规则块状和颗粒,多黏结成大小不等的团块,大者直径长达 6 cm 以上,表面棕黄色至棕褐色,不透明,质坚实或疏松,有特异香气,味苦而有黏性。

【经验鉴别与功效速记】 没药颗粒或黏块,表面粗糙色红棕,裂面粒状香又苦,活血祛淤止疼痛。

11. 阿魏(Ferulae Resina)

来源于伞形科植物新疆阿魏(*Ferula sinkiangensis* K. M. Shen)或阜康阿魏(*F. fukanensis* K. M. Shen)的树脂。

【药材】 呈不规则的块状和脂膏状。颜色深浅不一,表面蜡黄色至棕黄色。块状者体轻,质地似蜡,断面稍有孔隙;新鲜切面颜色较浅,放置后色渐深;脂膏状者黏稠,灰白色。具强烈而持久的蒜样特异臭气,味辛辣,嚼之有灼烧感。

【经验鉴别与功效速记】 阿魏块状色蜡黄,体轻质蜡蒜味强,断面乳白蒜臭样,消积化癥杀虫强。

12. 血竭(Draconis Sanguis)

来源于棕榈科植物麒麟竭(*Daemonorops draco* Blume.)果实渗出的树脂经加工而制的。

【药材】 略呈类圆四方形或方砖形,表面暗红,有光泽,附有因摩擦而成的红粉。质硬而脆,破碎面红色,研粉为砖红色。气微,味淡。在水中不溶,在热水中软化。

【经验鉴别与功效速记】 血竭树脂加工品,外色红褐粉如火,行瘀止痛和止血,解毒敛疮能生肌。

13. 海金沙(Lygodii Spora)

来源于海金沙科植物海金沙(*Lygodium japonicum* (Thunb.) Sw.)的干燥成

熟孢子。

【药材】　呈粉末状,棕黄色或浅棕黄色。体轻,手捻有光滑感,置手中易由指缝滑落。气微,味淡。

【经验鉴别与功效速记】　海金沙呈细粉状,孢子轻滑色棕黄,浮于冷水沸则沉,清热利水以通淋。

14. 青黛(Indigo Naturalis)

来源于爵床科植物马蓝 *Baphicacanthus cusia*(Nees)Bremek.、蓼科植物蓼蓝 *Polygonum tinctorium* Ait. 或十字花科植物松蓝 *Isatis indigotica* Fort. 的叶或茎叶经加工制得的干燥粉末、团块或颗粒。

【药材】　深蓝色的粉末,体轻,易飞扬;或呈不规则多孔性的团块、颗粒,用手搓捻即成细末。微有草腥气,味淡。

【经验鉴别与功效速记】　青黛茎叶浸泡制,粉末蓝色质地轻,水浮火烧紫红烟,清热凉血消斑强。

15. 儿茶(Catechu)

来源于豆科植物儿茶(*Acacia catechu*(L. f.)Willd.)的去皮枝、干的干燥煎膏。

【药材】　呈方形或不规则块状,大小不一。表面棕褐色或黑褐色,光滑而稍有光泽。质硬,易碎,断面不整齐,具光泽,有细孔,遇潮有黏性。气微,味涩、苦,略回甜。

【经验鉴别与功效速记】　儿茶块状色棕黑,光滑易碎具光泽,活血止血又生肌。

16. 冰片(Borneolum Syntheticum)

【药材】　为无色透明或白色半透明的片状松脆结晶;气清香,味辛、凉。

【经验鉴别与功效速记】　龙脑冰片梅花瓣,类白也香味清凉,嚼含溶化烧无烟,开窍消炎止痛痒。

17. 五倍子(Galla Chinensis)

来源于漆树科植物盐肤木(*Rhus chinensis* Mill.)、青麸杨(*R. potaninii* Maxim.)或红麸杨(*R. pun-jabensis* Stew. var. *sinica*(Diels)Rehd. et Wils.)叶上的虫瘿,主要由五倍子蚜(*Melaphis chinensis*(Bell)Baker)寄生而形成。秋季采摘,置沸水中略煮或蒸至表面呈灰色,杀死蚜虫,取出,干燥。按外形不同,分为"肚倍"和"角倍"。

【药材】　肚倍:药材呈长圆形或纺锤形囊状,长 2.5~9 cm,直径 1.5~4 cm。表面灰褐色或灰棕色,微有柔毛。质硬而脆,易破碎,断面角质样,有光泽,壁厚 0.2~0.3 cm,内壁平滑,有黑褐色死蚜虫及灰色粉状排泄物。气特异,味涩。**角倍**:呈菱形,具不规则的钝角状分枝,柔毛较明显,壁较薄。

【经验鉴别与功效速记】　五倍子系蚜虫瘿,不规则形外毛茸,壁坚中空角质样,敛肺涩肠止汗血。

18. 芦荟(Aloe)

来源于百合科植物库拉索芦荟(*Aloe barbadensis* Miller)、好望角芦荟(*A. ferox* Miller)或其他同属近缘植物叶的汁液浓缩干燥物。库拉索芦荟习称"老芦荟",好望角芦荟习称"新芦荟"。

【药材】 **库拉索芦荟**:呈不规则块状,常破裂为多角形,大小不一。表面呈暗红褐色或深褐色,无光泽。体轻,质硬,不易破碎,断面粗糙或显麻纹。富吸湿性。有特殊臭气,味极苦。**好望角芦荟**:表面呈暗褐色,略显绿色,有光泽。体轻,质松,易碎,断面玻璃样而有层纹。

【经验鉴别与功效速记】 芦荟块粒色棕墨,碎面光滑玻璃泽,特异臭气味苦极,泻热导滞疗疳积。

(二) 显微鉴定

1. 猪苓

【粉末】 黄白色。菌丝团大多无色(内部菌丝),少数棕色(外层菌丝)。散在的菌丝细长,弯曲,有分枝及结节状膨大部分,横壁不明显。含草酸钙方晶。

2. 茯苓

【粉末】 灰白色。水装片,可见无色不规则颗粒状团块、末端钝圆的分枝状团块及细长菌丝;滴加5％氢氧化钾溶液装片,可见细长的菌丝,稍弯曲,有分枝,直径3~8 μm,少数至16 μm。无色(内层菌丝)或带棕色(外层菌丝),长短不一,横隔偶可察见。

四、实验报告

(1) 写出下列中药材及饮片的性状鉴定主要特征:海藻、冬虫夏草、灵芝、茯苓、猪苓、雷丸、马勃、苏合香、乳香、没药、阿魏、血竭、海金沙、青黛、儿茶、冰片、五倍子、芦荟。

(2) 写出猪苓、茯苓粉末鉴定的主要特征并拍照,绘制简图。

实验十一 动物类中药的鉴别

一、目的要求

掌握地龙等 29 种动物类中药材及饮片的性状鉴别。

二、材料

药材及饮片：地龙、水蛭、石决明、珍珠、牡蛎、海螵蛸、全蝎、蜈蚣、土鳖虫、桑螵蛸、蝉蜕、斑蝥、僵蚕、海马、海龙、蟾酥、蛤蟆油、龟甲、鳖甲、蛤蚧、金钱白花蛇、蕲蛇、乌梢蛇、鸡内金、阿胶、麝香、鹿茸、牛黄、羚羊角。

三、实验内容

药材及饮片性状鉴别要点如下：

1. 地龙(Pheretima)

来源于钜蚓科动物参环毛蚓(*Pheretima aspergillum* (E. Perrier))、通俗环毛蚓(*P. vulgaris* Chen)、威廉环毛蚓(*P. guillelmi* (Michaelsen))或栉盲环毛蚓(*P. pectinifera* Michaelsen)的干燥体。前一种习称"广地龙"，后三种习称"沪地龙"。

【药材】 广地龙：呈长条状薄片，弯曲，边缘略卷，长 15～20 cm，宽 1～2 cm。全体具环节，背部棕褐色至紫灰色，腹部浅黄棕色；第 14～16 环节为生殖带，习称"白颈"，较光亮。体前端稍尖，尾端钝圆，刚毛圈粗糙而硬，色稍浅。雄生殖孔在第 18 环节腹侧刚毛圈一小孔突上，外缘有数个环绕的浅皮褶，内侧刚毛圈隆起，前面两边有横排(一排或二排)小乳突，每边 10～20 个不等。受精囊孔 2 对，位于 7/8 至 8/9 环节间一椭圆形突起上，约占节周 5/11。体轻，略呈革质，不易折断。气腥，味微咸。沪地龙：长 8～15 cm，宽 0.5～1.5 cm。全体具环节，背部棕褐色至黄褐色，腹部浅黄棕色；第 14～16 环节为生殖带，较光亮。第 18 环节有一对雄生殖孔。通俗环毛蚓的雄交配腔能全部翻出，呈花菜状或阴茎状；威廉环毛蚓的雄交配腔孔呈纵向裂缝状；栉盲环毛蚓的雄生殖孔内侧有 1 个或多个小乳突。受精囊孔 3 对，在 6 /7 至 8 /9 环节间。

【经验鉴别与功效速记】 地龙正品产两广,片长扭曲无内脏,气腥质脆有白颈,息风通络又平喘。

2. 水蛭(Hirudo)

来源于水蛭科动物蚂蟥(*Whitmania pigra* Whitman)、水蛭(*Hirudo nipponica* Whitman)或柳叶蚂蟥(*W. acranulata* Whitman)的干燥体。

【药材】 蚂蟥:呈扁平纺锤形,有多数环节,长 4~10 cm,宽 0.5~2 cm。背部黑褐色或黑棕色,稍隆起,用水浸后,可见黑色斑点排成 5 条纵纹;腹面平坦,棕黄色。两侧棕黄色,前端略尖,后端钝圆,两端各具 1 个吸盘,前吸盘不显著,后吸盘较大。质脆,易折断,断面胶质状。气微腥。**水蛭**:扁长圆柱形,体多弯曲扭转,长 2~5 cm,宽 0.2~0.3 cm。**柳叶蚂蟥**:狭长而扁,长 5~12 cm,宽 0.1~0.5 cm。

【经验鉴别与功效速记】 水蛭系用蚂蟥身,扁长圆柱背黑棕,质脆易断土腥气,破血逐瘀消症聚。

3. 石决明(Haliotidis Concha)

来源于鲍科动物杂色鲍(*Haliotis diversicolor* Reeve)、皱纹盘鲍(*H. discus hannai* Ino)、羊鲍(*H. ovina* Gmelin)、澳洲鲍(*H. ruber* (Leach))、耳鲍(*H. asinina* Linnaeus)或白鲍(*H. laevigata* (Donovan))的贝壳。

【药材】 杂色鲍:呈长卵圆形,内面观略呈耳形,长 7~9 cm,宽 5~6 cm,高约 2 cm。表面暗红色,有多数不规则的螺肋和细密生长线,螺旋部小,体螺部大,从螺旋部顶处开始向右排列有 20 余个疣状突起,末端有 6~9 个开孔,孔口与壳面平。内面光滑,具珍珠样彩色光泽。壳较厚,质坚硬,不易破碎。气微,味微咸。**皱纹盘鲍**:呈长椭圆形,长 8~12 cm,宽 6~8 cm,高 2~3 cm。表面灰棕色,有多数粗糙而不规则的皱纹,生长线明显,常有苔藓类或石灰虫等附着物,末端 4~5 个开孔,孔口突出壳面,壳较薄。**羊鲍**:近圆形,长 4~8 cm,宽 2.5~6 cm,高 0.8~2 cm。

【经验鉴别与功效速记】 石决明是鲍鱼壳,内如珍珠光彩耀,边缘疣突开孔窍,潜阳明目有良效。

4. 珍珠(Margarita)

来源于珍珠贝科动物马氏珍珠贝 *Pteria martensii* (Dunker)、蚌科动物三角帆蚌 *Hyriopsis cumingii* (Lea)或褶纹冠蚌 *Cristaria plicata* (Leach)等双壳类动物受刺激形成的珍珠。

【药材】 呈类球形、长圆形、卵圆形或棒形,直径 1.5~8 mm。表面类白色、浅粉红色、浅黄绿色或浅蓝色,半透明,光滑或微有凹凸,具特有的彩色光泽。质坚硬,破碎面显层纹。气微,味淡。

【经验鉴别与功效速记】 珍珠圆滑现宝光,断面可见同心环,烧爆有声银灰烬,清热养阴镇心肝。

5. 牡蛎(Ostreae Concha)

来源于牡蛎科动物长牡蛎(*Ostrea gigas* Thunberg)、大连湾牡蛎(*O. talien-whanensis* Crosse)或近江牡蛎(*O. rivularis* Gould)的贝壳。

【药材】　**长牡蛎**:呈长片状,背腹缘几平行,长10～50 cm,高4～15 cm。右壳较小,鳞片坚厚,层状或层纹状排列。壳外面平坦或具数个凹陷,淡紫色、灰白色或黄褐色;内面瓷白色,壳顶二侧无小齿。左壳凹陷深,鳞片较右壳粗大,壳顶附着面小。质硬,断面层状,洁白。气微,味微咸。**大连湾牡蛎**:呈类三角形,背腹缘呈八字形。右壳外面淡黄色,具疏松的同心鳞片,鳞片起伏呈波浪状,内面白色。左壳同心鳞片坚厚,自壳顶部放射肋数个,明显,内面凹下呈盒状,铰合面小。**近江牡蛎**:呈圆形、卵圆形或三角形等。右壳外面稍不平,有灰、紫、棕、黄等色,环生同心鳞片,幼体者鳞片薄而脆,多年生长后鳞片层层相叠,内面白色,边缘有的淡紫色。

【经验鉴别与功效速记】　牡蛎层纹最分明,长片八字壳大型,质坚外垢内瓷白,固涩软坚与镇静。

6. 海螵蛸(Sepiae Endoconcha)

来源于乌贼科动物无针乌贼(*Sepiella maindroni* de Rochebrune)或金乌贼(*S. esculenta* Hoyle)的干燥内壳。

【药材】　**无针乌贼**:呈扁长椭圆形,中间厚,边缘薄,长9～14 cm,宽2.5～3.5 cm,厚约1.3 cm。背面有磁白色脊状隆起,两侧略显微红色,有不甚明显的细小疣点;腹面白色,自尾端到中部有细密波状横层纹;角质缘半透明,尾部较宽平,无骨针。体轻,质松,易折断,断面粉质,显疏松层纹。气微腥,味微咸。**金乌贼**:长13～23 cm,宽约6.5 cm。背面疣点明显,略呈层状排列;腹面的细密波状横层纹占全体大部分,中间有纵向浅槽;尾部角质缘渐宽,向腹面翘起,末端有1个骨针,多已断落。

【经验鉴别与功效速记】　无针乌贼金乌贼,内壳药用海螵蛸,色白洁净气腥咸,止血涩精酸止痛。

7. 全蝎(Scorpio)

来源于钳蝎科动物东亚钳蝎(*Buthus martensii* Karsch)的干燥体。

【药材】　头胸部与前腹部呈扁平长椭圆形,后腹部呈尾状,皱缩弯曲,完整者体长约6 cm。头胸部呈绿褐色,前面有1对短小的螯肢和1对较长大的钳状脚须,形似蟹螯,背面覆有梯形背甲,腹面有足4对,均为7节,末端各具2爪钩;前腹部由7节组成,第7节色深,背甲上有5条隆脊线。背面绿褐色,后腹部棕黄色,有6节,节上均有纵沟,末节有锐钩状毒刺,毒刺下方无距。气微腥,味咸。

【经验鉴别与功效速记】　全蝎头前一对螯,尾长于体长毒钩,八足七节梯形甲,熄风止痉效力优。

8. 蜈蚣(Scolopendra)

来源于蜈蚣科动物少棘巨蜈蚣(*Scolopendra subspinipes mutilans* L. Koch)的干燥体。

【药材】 呈扁平长条形,长 9~15 cm,宽 0.5~1 cm。由头部和躯干部组成,全体共 22 个环节。头部暗红色或红褐色,略有光泽,有头板覆盖,头板近圆形,前端稍突出,两侧贴有颚肢 1 对,前端两侧有触角 1 对。躯干部第一背板与头板同色,其余 20 个背板为棕绿色或墨绿色,具光泽,自第四背板至第二十背板上常有两条纵沟线;腹部淡黄色或棕黄色,皱缩;自第二节起,每节两侧有步足一对;步足黄色或红褐色,偶有黄白色,呈弯钩形,最末一对步足尾状,故又称尾足,易脱落。质脆,断面有裂隙。气微腥,有特殊刺鼻的臭气,味辛、微咸。

【经验鉴别与功效速记】 蜈蚣扁平长条形,廿二环节体组成,头红背绿气特异,搜风攻毒镇痛痉。

9. 土鳖虫(Eupolyphaga Steleophaga)

来源于鳖蠊科动物地鳖(*Eupolyphaga sinensis* Walk.)或冀地鳖(*Steleopyga plancyi* (Bol.) [*Polyphaga plancyi Bol.*])的雌虫干燥全体。

【药材】 地鳖:呈扁平卵形,长 1.3~3 cm,宽 1.2~2.4 cm。前端较窄,后端较宽,背部紫褐色,具光泽,无翅。前胸背板较发达,盖住头部;腹背板有 9 节,呈覆瓦状排列。腹面红棕色,头部较小,有丝状触角 1 对,常脱落,胸部有足 3 对,具细毛和刺。腹部有横环节。质松脆,易碎。气腥臭,味微咸。**冀地鳖**:长 2.2~3.7 cm,宽 1.4~2.5 cm。背部黑棕色,通常在边缘带有淡黄褐色斑块及黑色小点。

【经验鉴别与功效速记】 土鳖地鳖冀地鳖,体肥完整色紫褐,腹中少杂味道咸,破血逐瘀兼接骨。

10. 桑螵蛸(Mantidis Ootheca)

来源于螳螂科动物大刀螂(*Tenodera sinensis* Saussure)、小刀螂(*Statilia maculata* (Thunberg))或巨斧螳螂(*Hierodula patellifera* (Serville))的干燥卵鞘。以上三种分别习称"团螵蛸""长螵蛸"及"黑螵蛸"。

【药材】 团螵蛸:略呈圆柱形或半圆形,由多层膜状薄片叠成,长 2.5~4 cm,宽 2~3 cm。表面浅黄褐色,上面带状隆起不明显,底面平坦或有凹沟。体轻,质松而韧,横断面可见外层为海绵状,内层为许多放射状排列的小室,室内各有一细小椭圆形卵,深棕色,有光泽。气微腥,味淡或微咸。**长螵蛸**:略呈长条形,一端较细,长 2.5~5 cm,宽 1~1.5 cm。表面灰黄色,上面带状隆起明显,带的两侧各有一条暗棕色浅沟和斜向纹理。质硬而脆。**黑螵蛸**:略呈平行四边形,长 2~4 cm,

宽 1.5～2 cm。表面灰褐色，上面带状隆起明显，两侧有斜向纹理，近尾端微向上翘。质硬而韧。

【经验鉴别与功效速记】　螳螂科大小刀螂，虫体完整气微腥，质硬而韧味甘咸，固精缩尿助肾阳。

11. 蝉蜕(Cicadae Periostracum)

来源于蝉科动物黑蚱(*Cryptotympana pustulata* Fabricius)的幼虫羽化时脱落的皮壳。

【药材】　略呈椭圆形而弯曲，长约 3.5 cm，宽约 2 cm。表面黄棕色，半透明，有光泽。头部有丝状触角 1 对，多已断落，复眼突出。额部先端突出，口吻发达，上唇宽短，下唇伸长成管状。胸部背面呈十字形裂开，裂口向内卷曲，脊背两旁具小翅 2 对；腹面有足 3 对，被黄棕色细毛。腹部钝圆，共 9 节。体轻，中空，易碎。气微，味淡。

【经验鉴别与功效速记】　蝉蜕似蝉而中空，表面茶棕透光泽，体轻膜质疏风热，明目退翳定惊厥。

12. 斑蝥(Mylabris)

来源于芫菁科动物南方大斑蝥(*Mylabris phalerata* Pallas)或黄黑小斑蝥(*M. cichorii* Linnaeus)的干燥体。

【药材】　**南方大斑蝥**：呈长圆形，长 1.5～2.5 cm，宽 0.5～1 cm。头及口器向下垂，有较大的复眼及触角各 1 对，触角多已脱落。背部具革质鞘翅 1 对，黑色，有 3 条黄色或棕黄色的横纹；鞘翅下面有棕褐色薄膜状透明的内翅 2 片。胸腹部乌黑色，胸部有足 3 对。有特殊的臭气。**黄黑小斑蝥**：体型较小，长 1～1.5 cm。

【经验鉴别与功效速记】　斑蝥昆虫三角头，黑褐胸腹花斑纹，剧毒之品能攻毒，蚀疮破症疗癌症。

13. 僵蚕(Bombyx Batryticatus)

来源于蚕蛾科动物家蚕(*Bombyx mori* Linnaeus) 4～5 龄的幼虫感染(或人工接种)白僵菌(*Beauveria bassiana* (Bals.) Vuillant)而致死的干燥体。

【药材】　略呈圆柱形，多弯曲皱缩。长 2～5 cm，直径 0.5～0.7 cm。表面灰黄色，被有白色粉霜状的气生菌丝和分生孢子。头部较圆，足 8 对，体节明显，尾部略呈二分歧状。质硬而脆，易折断，断面平坦，外层白色，中间有亮棕色或亮黑色的丝腺环 4 个。气微腥，味微咸。

【经验鉴别与功效速记】　僵蚕似蚕白粉霜，胶口镜面四亮圈，质地硬脆气微腥，熄风祛风又化痰。

14. 海马(Hippocampus)

来源于海龙科动物线纹海马(*Hippocampus kelloggi* Jordan et Snyder)、刺海

马(*H. histrix* Kaup)、大海马(*H. kuda* Bleeker)、三斑海马(*H. trimaculatus* Leach)或小海马(海蛆)(*H. japonicus* Kaup)的干燥体。

【药材】 线纹海马:呈扁长形而弯曲,体长约 30 cm。表面黄白色。头略似马头,有冠状突起,具管状长吻,口小,无牙,两眼深陷。躯干部七棱形,尾部四棱形,渐细卷曲,体上有瓦楞形的节纹并具短棘。体轻,骨质,坚硬。气微腥,味微咸。**刺海马**:体长 15~20 cm。头部及体上环节间的棘细而尖。**大海马**:体长 20~30 cm。黑褐色。**三斑海马**:体侧背部第 1、4、7 节的短棘基部各有黑斑。**小海马(海蛆)**:体形小,长 7~10 cm。黑褐色。节纹和短棘均较细小。

【经验鉴别与功效速记】 海马扁长易辨认,马头蛇尾瓦楞身,体轻骨质气微腥,壮阳活血功效神。

15. 海龙(Syngnathus)

来源于海龙科动物刁海龙(*Solenognathus hardwickii*(Gray))、拟海龙(*Syngnathoides biaculeatus*(Bloch))或尖海龙(*Syngnathus acus* Linnaeus)的干燥体。

【药材】 刁海龙:体狭长侧扁,全长 30~50 cm。表面黄白色或灰褐色。头部具管状长吻,口小,无牙,两眼圆而深陷,头部与体轴略呈钝角。躯干部宽 3 cm,五棱形,尾部前方六棱形,后方渐细,四棱形,尾端卷曲。背棱两侧各有 1 列灰黑色斑点状色带。全体被以具花纹的骨环和细横纹,各骨环内有突起粒状棘。胸鳍短宽,背鳍较长,有的不明显,无尾鳍。骨质,坚硬。气微腥,味微咸。**拟海龙**:体长平扁,躯干部略呈四棱形,全长 20~22 cm。表面灰黄色。头部常与体轴成一直线。**尖海龙**:体细长,呈鞭状,全长 10~30 cm,未去皮膜。表面黄褐色。有的腹面可见育儿囊,有尾鳍。质较脆弱,易撕裂。

【经验鉴别与功效速记】 海龙黄白长条形,体有骨环与纵棱,质轻坚硬嘴管状,功同海马效更灵。

16. 蟾酥(Bufonis Venenum)

来源于蟾蜍科动物中华大蟾蜍(*Bufo bufo gargarizans* Cantor)或黑眶蟾蜍(*B. melanostictus* Schneider)的干燥分泌物。

【药材】 呈扁圆形团块状或片状。棕褐色或红棕色。团块状者质坚,不易折断,断面棕褐色,角质状,微有光泽;片状者质脆,易碎,断面红棕色,半透明。气微腥,味初甜而后有持久的麻辣感,粉末嗅之作嚏。

【经验鉴别与功效速记】 蟾酥棕褐团片状,肤浆凝成明胶样,沾水乳白熔如油,解毒强心止痛良。

17. 蛤蟆油(Oviductus Ranae)

来源于蛙科动物中国林蛙(*Rana temporaria chensinensis* David)雌蛙的输卵管,经采制干燥而得。

【药材】　干燥品为不规则弯曲、相互重叠的厚块,略呈卵形,长 1.5~2 cm,厚 1.5~3 mm。外表黄白色,显脂肪样光泽,偶有带灰白色薄膜状的干皮,手摸之有滑腻感,遇水可膨胀至 10~15 倍。气特殊,味微甘,嚼之黏滑。

【经验鉴别与功效速记】　蛤蟆油雌林蛙生,块大肥厚质干白,光泽无皮膜质为佳,补肾益精养肺阴。

18. 龟甲(Testudinis Carapax et Plastrum)

来源于龟科动物乌龟(*Chinemys reevesii* (Gray))的背甲及腹甲。

【药材】　背甲及腹甲由甲桥相连,背甲稍长于腹甲,与腹甲常分离。背甲呈长椭圆形拱状,外表面棕褐色或黑褐色,脊棱 3 条;颈盾 1 块,前窄后宽;椎盾 5 块,第 1 椎盾长大于宽或近相等,第 2~4 椎盾宽大于长,肋盾两侧对称,各 4 块,缘盾每侧 11 块,臀盾 2 块。腹甲呈板片状,近长方椭圆形;外表面淡黄棕色至棕黑色,盾片 12 块,每块常具紫褐色放射状纹理,腹盾、胸盾和股盾中缝均长;内表面黄白色至灰白色,骨板 9 块,呈锯齿状嵌接。质坚硬,气微腥,味微咸。

【经验鉴别与功效速记】　背甲腹甲龟甲用,背甲拱状腹甲平,滋阴潜阳益肾血。

19. 鳖甲(Trionycis Carapax)

来源于鳖科动物鳖(*Trionyx sinensis* Wiegmann)的背甲。

【药材】　呈椭圆形或卵圆形,背面隆起,长 10~15 cm,宽 9~14 cm。外表面黑褐色或墨绿色,略有光泽,具细网状皱纹和灰黄色或灰白色斑点,中间有一条纵棱,两侧各有左右对称的横凹纹 8 条,外皮脱落后,可见锯齿状嵌接缝。内表面类白色,中部有突起的脊椎骨,颈骨向内卷曲,两侧各有肋骨 8 条,伸出边缘。质坚硬。气微腥,味淡。

【经验鉴别与功效速记】　鳖甲坚硬是背甲,椎旁肋骨各有八,背棱两侧缝八条,滋阴退热软坚佳。

20. 蛤蚧(Gecko)

来源于壁虎科动物动物蛤蚧(*Gekko gecko* Linnaeus)的干燥体。

【药材】　呈扁片状,头颈部及躯干部长 9~18 cm,头颈部约占三分之一,腹背部宽 6~11 cm;尾长 6~12 cm。头略呈扁三角状,两眼多凹陷成窟窿,口内有细齿,生于颚的边缘,无异型大齿。吻部半圆形,吻鳞不切鼻孔,与鼻鳞相连,上鼻鳞左右各 1 片,上唇鳞 12~14 对,下唇鳞(包括颏鳞)21 片。腹背部呈椭圆形,腹薄。背部呈灰黑色或银灰色,有黄白色、灰绿色或橙红色斑点散在或密集成不显著的斑纹,脊椎骨和两侧肋骨突起。四足均具 5 趾;趾间仅具蹼迹,足趾底有吸盘。尾细而坚实,微显骨节,与背部颜色相同,有 6~7 个明显的银灰色环带,有的再生尾较原生尾短,且银灰色环带不明显。全身密被圆形或多角形微有光泽的细鳞。气腥,味微咸。

【经验鉴别与功效速记】 蛤蚧趾底有吸盘,体尾银灰近等长,颚缘细齿无大牙,补肺益肾定虚喘。

21. 金钱白花蛇(Bungarus Parvus)

来源于眼镜蛇科动物银环蛇(*Bungarus multicinctus* Blyth)的幼蛇干燥体。

【药材】 呈圆盘状,盘径 3~6 cm,蛇体直径 0.2~0.4 cm。头盘在中间,尾细,常纳口内,口腔内上颌骨前端有毒沟牙 1 对,鼻间鳞 2 片,无颊鳞,上下唇鳞通常各为 7 片。背部黑色或灰黑色,有白色环纹 45~58 个,黑白相间,白环纹在背部宽 1~2 行鳞片,向腹面渐增宽,黑环纹宽 3~5 行鳞片,背正中明显突起一条脊棱,脊鳞扩大呈六角形,背鳞细密,通身 15 行,尾下鳞单行。气微腥,味微咸。

【经验鉴别与功效速记】 蛇身缠卷成圆盘,蛇背黑环间白环,黑白宽度三比一,祛风通络兼止痉。

22. 蕲蛇(Agkistrodon)

来源于蝰科动物五步蛇(*Agkistrodon acutus* (Güenther))的干燥体。

【药材】 卷呈圆盘状,盘径 17~34 cm,体长可达 2 m。头在中间稍向上,呈三角形而扁平,吻端向上,习称"翘鼻头"。上腭有管状毒牙,中空尖锐。背部两侧各有黑褐色与浅棕色组成的"V"形斑纹 17~25 个,其"V"形的两上端在背中线上相接,习称"方胜纹",有的左右不相接,呈交错排列。腹部撑开或不撑开,灰白色,鳞片较大,有黑色类圆形的斑点,习称"连珠斑";腹内壁黄白色,脊椎骨的棘突较高,呈刀片状上突,前后椎体下突基本同形,多为弯刀状,向后倾斜,尖端明显超过椎体后隆面。尾部骤细,末端有三角形深灰色的角质鳞片 1 枚。气腥,味微咸。

【经验鉴别与功效速记】 蕲蛇蝰科五步蛇,龙头虎口翘鼻头,方胜连珠佛指甲,祛风通络止痉强。

23. 乌梢蛇(Zaocys)

来源于游蛇科动物乌梢蛇(*Zaocys dhumnades* (Cantor))的干燥体。

【药材】 呈圆盘状,盘径约 16 cm。表面黑褐色或绿黑色,密被菱形鳞片;背鳞行数成双,背中央 2~4 行鳞片强烈起棱,形成两条纵贯全体的黑线。头盘在中间,扁圆形,眼大而下凹陷,有光泽。上唇鳞 8 枚,第 4、5 枚入眶,颊鳞 1 枚,眼前下鳞 1 枚,较小,眼后鳞 2 枚。脊部高耸成屋脊状。腹部剖开边缘向内卷曲,脊肌肉厚,黄白色或淡棕色,可见排列整齐的肋骨。尾部渐细而长,尾下鳞双行。剥皮者仅留头尾之皮鳞,中段较光滑。气腥,味淡。

【经验鉴别与功效速记】 体长游蛇乌梢蛇,背部剑脊尾鳞双,皮黑肉黄气味腥,祛风通络又止痉。

24. 鸡内金(Galli Gigeriae Endothelium Corneum)

来源于雉科动物家鸡(*Gallus gallus domesticus* Brisson)的干燥沙囊内壁。

【药材】 呈不规则卷片,厚约 2 mm,表面黄色、黄绿色或黄褐色,薄而半透明,具明显的条状皱纹。质脆,易碎,断面角质样,有光泽。气微腥,味微苦。

【经验鉴别与功效速记】 鸡肫黄皮鸡内金,令有蛋白胃激素,消食化石止遗溺,尿石胆石均消蚀。

25. 阿胶(Asini Corii Colla)

来源于马科动物驴(*Equus asinus* L.)的干燥皮或鲜皮经煎煮、浓缩制成的固体胶。

【药材】 呈长方形块、方形块或丁状。棕色至黑褐色,有光泽。质硬而脆,断面光亮,碎片对光照视呈棕色半透明状。气微,味微甘。

【经验鉴别与功效速记】 阿胶块整长方形,棕黑光亮半透明,质坚而脆无腥气,补血止血滋肺肾。

26. 麝香(Moschus)

来源于鹿科动物林麝(*Moschus berezovskii* Flerov)、马麝(*M. sifanicus* Przewalski)或原麝(*M. moschiferus* Linnaeus)成熟雄体香囊中的干燥分泌物。

【药材】 **毛壳麝香**:扁圆形或类椭圆形的囊状体,直径 3～7 cm,厚 2～4 cm。开口面的皮革质,棕褐色,略平,密生白色或灰棕色短毛,从两侧围绕中心排列,中间有一小囊孔。另一面为棕褐色略带紫色的皮膜,微皱缩,偶显肌肉纤维,略有弹性,剖开后可见中层皮膜呈棕褐色或灰褐色,半透明,内层皮膜呈棕色,内含颗粒状、粉末状的麝香仁和少量细毛及脱落的内层皮膜,习称"银皮"。**麝香仁**:野生者质软,油润,疏松;其中不规则圆球形或颗粒状者习称"当门子",表面多呈紫黑色,油润光亮,微有麻纹,断面深棕色或黄棕色;粉末状者多呈棕褐色或黄棕色,并有少量脱落的内层皮膜和细毛。饲养者呈颗粒状、短条形或不规则的团块;表面不平,紫黑色或深棕色,显油性,微有光泽,并有少量毛和脱落的内层皮膜。气香浓烈而特异,味微辣、微苦带咸。

【经验鉴别与功效速记】 毛壳麝香形似囊,一面有毛一面光,手捏柔软富弹性,囊内香仁特异香。香仁颗粒粉末状,紫黑细腻油光亮,烧灼跳动尝钻舌,开窍散结功效强。

27. 鹿茸(Cervi Cornu Pantotrichum)

来源于鹿科动物梅花鹿(*Cervus nippon* Temminck)或马鹿(*C. elaphus* Linnaeus)的雄鹿未骨化密生茸毛的幼角。前者习称"花鹿茸",后者习称"马鹿茸"。

【药材】 **花鹿茸**:呈圆柱状分枝,具一个分枝者习称"二杠",主枝习称"大挺"。外皮红棕色或棕色,多光润,表面密生红黄色或棕黄色细茸毛,上端较密,下端较疏;分岔间具一条灰黑色筋脉,皮茸紧贴。锯口黄白色,外围无骨质,中部密布细孔。具两个分枝者,习称"三岔",直径较二杠细,略呈弓形,微扁,枝端略尖,下部多有纵棱筋及突起疙瘩;皮红黄色,茸毛较稀而粗。体轻。气微腥,味微咸。**二茬茸**:与头茬茸相似,但挺长而不圆或下粗上细,下部有纵棱筋。皮灰黄色,茸毛较粗糙,锯口外围多已骨化。体较重。无腥气。**马鹿茸**:较花鹿茸粗大,分枝较多,侧枝一个者习称"单门",两个者习称"莲花",三个者习称"三岔",四个者习称"四岔"或更多。按产地分为"东马鹿茸"和"西马鹿茸"。**东马鹿茸**:"单门"大挺长 25～27 cm,直径约 3 cm。外皮灰黑色,茸毛灰褐色或灰黄色,锯口面外皮较厚,灰黑色,中部密布细孔,质嫩;"莲花"大挺长可达 33 cm,下部有棱筋,锯口面蜂窝状小孔稍大;"三岔"皮色深,质较老;"四岔"茸毛粗而稀,大挺下部具棱筋及疙瘩,分枝顶端多无毛,习称"捻头"。**西马鹿茸**:大挺多不圆,顶端圆扁不一,长 30～100 cm。表面有棱,多抽缩干瘪,分枝较长且弯曲,茸毛粗长,灰色或黑灰色。锯口色较深,常见骨质。气腥臭,味咸。

【饮片】 **花鹿茸片**:花鹿茸尖部切片习称"血片""蜡片",为圆形薄片,表面浅棕色或浅黄白色,半透明,微显光泽;外皮无骨质,周边粗糙,红棕色或棕色;质坚,气微咸,味微咸。中上部的切片习称"蛋黄片",切面黄白色或粉白色,中间有极小的蜂离状细孔。下部习称"老角片",为圆形或类圆形厚片,表面粉白色或浅白色,中间有蜂窝状细孔,外皮无骨质或略呈骨质,周边粗糙,红棕色或棕色,质坚脆。**马鹿茸片**:"血片""蜡片"为圆形薄片,表面灰黑色,中央米黄色,半透明,微显光泽,外皮较厚,无骨质,周边灰黑色,质坚韧,气微腥,味微咸。"老角片""粉片"为圆形或类圆形厚片,表面灰黑色,中央米黄色,有细蜂窝状小孔,外皮较厚,无骨质或略具骨质,周边灰黑色,质坚脆,气微腥,味微咸。

【经验鉴别与功效速记】 鹿茸片薄显透明,中间多孔蜂窝形,色近黄白或焦黄,体轻质韧气微腥。

28. 牛黄(Bovis Calculus)

来源于牛科动物牛(*Bos taurus domesticus* Gmelin)的干燥胆结石。

【药材】 多呈卵形、类球形、三角形或四方形,大小不一,直径 0.6～3 (4.5) cm,少数呈管状或碎片。表面黄红色至棕黄色,有的表面挂有一层黑色光亮的薄膜,习称"乌金衣",有的粗糙,具疣状突起,有的具龟裂纹。体轻,质酥脆,易分层剥落,断面金黄色,可见细密的同心层纹,有的夹有白心。气清香,味苦而后甘,有清凉感,嚼之易碎,不粘牙。取少量加清水调和,涂于指甲上,能将指甲染成黄色,习称"挂甲"。

【经验鉴别与功效速记】 牛黄金黄能透甲,同心层纹质脆酥,先苦后甜清凉感,开窍熄风解热毒。

29. 羚羊角(Saigae Tataricae Cornu)

来源于牛科动物动物赛加羚羊(*Saiga tatarica* Linnaeus)的角。

【药材】　呈长圆锥形,略呈弓形弯曲,长 15～33 cm;类白色或黄白色,基部稍呈青灰色。嫩枝对光透视有"血丝"或紫黑色斑纹,光润如玉,无裂纹,老枝则有细纵裂纹。除尖端部分外,有 10～16 个隆起环脊,间距约 2 cm,用手握之,四指正好嵌入凹处,习称"合把"。角的基部横截面圆形,直径 3～4 cm,内有坚硬质重的角柱,习称"骨塞",骨塞长约占全角的 1/2 或 1/3,表面有突起的纵棱与其外面角鞘内的凹沟紧密嵌合,从横断面观,其结合部呈锯齿状。除去"骨塞"后,角的下半段成空洞,全角呈半透明,对光透视,上半段中央有一条隐约可辨的细孔道直通角尖,习称"通天眼"。质坚硬。气微,味淡。

【经验鉴别与功效速记】　羚角如玉有轮嵴,透见血丝质最好,血槽骨塞通天眼,高热抽搐最宜使。

四、实验报告

写出下列中药材及饮片的性状鉴定主要特征:地龙、水蛭、石决明、珍珠、牡蛎、海螵蛸、全蝎、蜈蚣、土鳖虫、桑螵蛸、蝉蜕、斑蝥、僵蚕、海马、海龙、蟾酥、蛤蟆油、龟甲、鳖甲、蛤蚧、金钱白花蛇、蕲蛇、乌梢蛇、鸡内金、阿胶、麝香、鹿茸、牛黄、羚羊角。

实验十二　矿物类中药的鉴别

一、目的要求

掌握朱砂等 13 种矿物类中药材及饮片的性状鉴别。

二、材料

药材:朱砂、雄黄、自然铜、磁石、赭石、轻粉、炉甘石、赤石脂、青礞石、滑石、石膏、芒硝、硫黄。

三、实验内容

药材及饮片性状鉴别要点如下:

1. **朱砂**(Cinnabaris)

来源于硫化物类矿物辰砂族辰砂,主含硫化汞(HgS)。

【药材】　为粒状或块状集合体,呈颗粒状或块片状,鲜红色或暗红色,条痕红色至褐红色,具光泽。体重,质脆,片状者易破碎,粉末状者有闪烁的光泽。气微,味淡。

【经验鉴别与功效速记】　朱砂水飞细红粉,药材朱宝镜面分,见火有毒要谨慎,清热解毒镇心神。

2. 雄黄(Realgar)

来源于硫化物类矿物雄黄族雄黄,主含二硫化二砷(As_2S_2)。

【药材】　为块状或粒状集合体,呈不规则块状。深红色或橙红色,条痕淡橘红色,晶面有金刚石样光泽。质脆,易碎,断面具树脂样光泽。微有特异的臭气,味淡。精矿粉为粉末状或粉末集合体,质松脆,手捏即成粉,橙黄色,无光泽。

【经验鉴别与功效速记】　雄黄橙红硫化砷,体重质松面如晶,见火剧毒蒜臭气,解毒杀虫截疟病。

3. 自然铜(Pyritum)

来源于硫化物类矿物黄铁矿族黄铁矿,主含二硫化铁(FeS_2)。

【药材】　晶形多为立方体,集合体呈致密块状。表面亮淡黄色,有金属光泽;有的黄棕色或棕褐色,无金属光泽。具条纹,条痕绿黑色或棕红色。体重,质坚硬或稍脆,易砸碎,断面黄白色,有金属光泽;或断面棕褐色,可见银白色亮星。

【经验鉴别与功效速记】　自然铜多方块形,表面亮黄金属泽,质坚体重易砸碎,散瘀止痛疗骨伤。

4. 磁石(Magnetitum)

来源于氧化物类矿物尖晶石族磁铁矿,主含四氧化三铁(Fe_3O_4)。

【药材】　为块状集合体,呈不规则块状,或略带方形,多具棱角。灰黑色或棕褐色,条痕黑色,具金属光泽。体重,质坚硬,断面不整齐。具磁性。有土腥气,味淡。

【经验鉴别与功效速记】　磁石色黑形不一,体重质坚铁可吸,断面致密显光泽,潜阳安神纳肾气。

5. 赭石(Haematitum)

来源于氧化物类矿物刚玉族赤铁矿,主含三氧化二铁(Fe_2O_3)。

【药材】　为豆状、肾状集合体,多呈不规则的扁平块状。暗棕红色或灰黑色,条痕樱红色或红棕色,有的有金属光泽。一面多有圆形的突起,习称"钉头";另一面与突起相对应处有同样大小的凹窝。体重,质硬,砸碎后断面显层叠状。气微,味淡。

【经验鉴别与功效速记】　赭石棕红粉粘手,乳状钉头相对凹,断面层垒呈波状,平肝镇逆止呃呕。

6. 轻粉(Calomelas)

来源为氯化亚汞(Hg_2Cl_2)。

【药材】　为白色有光泽的鳞片状或雪花状结晶,或结晶性粉末;遇光颜色缓缓变暗。气微。

【经验鉴别与功效速记】　汞矾食盐共升华,炼得轻粉氯亚汞,白而光泽鳞雪晶,攻毒杀虫消水肿。

7. 炉甘石(Calamina)

来源为碳酸盐类矿物方解石族菱锌矿,主含碳酸锌($ZnCO_3$)。

【药材】　为块状集合体,呈不规则的块状。灰白色或淡红色,表面粉性,无光泽,凹凸不平,多孔,似蜂窝状。体轻,易碎。气微,味微涩。

【经验鉴别与功效速记】　炉甘石含碳酸锌,煅淬水飞成细粉,点眼消炎去翳䎳,敷疮敛湿能收口。

8. 赤石脂(Halloysitum Rubrum)

来源硅酸盐类矿物多水高岭石族多水高岭石,主含四水硅酸铝[$Al_4(Si_4O_{10})(OH)_8 \cdot 4H_2O$]。

【药材】　为块状集合体,呈不规则的块状。粉红色、红色至紫红色,或有红白相间的花纹。质软,易碎,断面有的具蜡样光泽。吸水性强。具黏土气,味淡,嚼之无沙粒感。

【经验鉴别与功效速记】　赤石脂为高岭土,红色光滑质细腻,舐之粘舌泥土气,涩肠止血并生肌。

9. 青礞石(Chloriti Lapis)

来源于变质岩类黑云母片岩或绿泥石化云母碳酸盐片岩。

【药材】　**黑云母片岩**:主为鳞片状或片状集合体,呈不规则扁块状或长斜块状,无明显棱角。褐黑色或绿黑色,具玻璃样光泽。质软,易碎,断面呈较明显的层片状。碎粉主为绿黑色鳞片(黑云母),有似星点样的闪光。气微,味淡。**绿泥石化云母碳酸盐片岩**:为鳞片状或粒状集合体。呈灰色或绿灰色,夹有银色或淡黄色鳞片,具光泽。质松,易碎,粉末为灰绿色鳞片(绿泥石化云母片)和颗粒(主为碳酸盐),片状者具星点样闪光。遇稀盐酸产生气泡,加热后泡沸激烈。气微,味淡。

【经验鉴别与功效速记】　黑云母片绿黑色,质软易碎有光泽,绿云母片灰绿色,坠痰下气又平肝。

10. 滑石(Talcum)

来源于硅酸盐类矿物滑石族滑石,主含含水硅酸镁[$Mg_3(Si_4O_{10})(OH)_2$]。

【药材】　多为块状集合体,呈不规则的块状。白色、黄白色或淡蓝灰色,有蜡样光泽。质软,细腻,手摸有滑润感,无吸湿性,置水中不崩散。气微,味淡。

【经验鉴别与功效速记】　滑石块状不规则,体白或灰略光泽,手摸滑腻质松软,利水通淋清暑热。

11. **石膏**(Gypsum Fibrosum)

来源于硫酸盐类矿物硬石膏族石膏,主含含水硫酸钙($CaSO_4 \cdot 2H_2O$)。

【**药材**】 为纤维状的集合体,呈长块状、板块状或不规则块状。白色、灰白色或淡黄色,有的半透明。体重,质软,纵断面具绢丝样光泽。气微,味淡。

【**经验鉴别与功效速记**】 石膏本系硫酸钙,纤晶聚合半透明,体重质脆捻能碎,泻火敛疮清阳明。

12. **芒硝**(Natrii Sulfas)

来源于硫酸盐类矿物芒硝族芒硝,经加工精制而成的结晶体,主要为含水硫酸钠($Na_2SO_4 \cdot 10H_2O$)。

【**药材**】 呈棱柱状、长方形或不规则块状及粒状。无色透明或类白色半透明。质脆,易碎,断面呈玻璃样光泽。气微,味咸。

【**经验鉴别与功效速记**】 芒硝结晶硫酸钠,披霜透明棱柱长,晶脆易碎有光泽,苦咸软坚通大肠。

13. **硫黄**(Sulfur)

来源为自然元素类矿物硫族自然硫,采挖后,加热熔化,除去杂质;或用含硫矿物经加工制得。

【**药材**】 呈不规则块状。黄色或略呈绿黄色。表面不平坦,呈脂肪光泽,常有多数小孔。用手握紧置于耳旁,可闻轻微的爆裂声。体轻,质松,易碎,断面常呈针状结晶形。有特异的臭气,味淡。

【**经验鉴别与功效速记**】 硫磺块状色泽黄,脂肪光泽小孔多,体轻质松臭气异,有毒解毒杀虫疮。

四、实验报告

写出下列中药材及饮片的性状鉴定主要特征:朱砂、雄黄、自然铜、磁石、赭石、轻粉、炉甘石、赤石脂、青礞石、滑石、石膏、芒硝、硫黄。

实验十三　中成药的鉴别

一、目的要求

掌握下列中成药的显微鉴别特点:二妙丸(苍术(炒)500 g、黄柏(炒)500 g)。

二、仪器、试剂及材料

1. 仪器
生物显微镜、显微鉴定常用实验器具，研钵。

2. 试剂
水、稀甘油、水合氯醛试液。

3. 材料
二妙丸、苍术粉末、黄柏粉末。

三、实验内容

1. 苍术
【粉末鉴别特征】　草酸钙针晶细小，不规则地充塞于薄壁细胞中；纤维大多成束，长梭形，壁甚厚，木化；石细胞多角形、类圆形或类长方形，有时与木栓细胞连结，壁极厚；菊糖多见，表面呈放射状纹理。

2. 黄柏
【粉末鉴别特征】　纤维鲜黄色，常成束，周围细胞含草酸钙方晶，形成晶纤维；石细胞鲜黄色，类圆形或纺锤形，有的呈分枝状，枝端锐尖，壁厚，层纹明显；草酸钙方晶众多。

3. 二妙丸
取供试品 1～2 粒，用研钵研成粉末后，用水合氯醛液透化装片后置显微镜下观察，结合各药材粉末特征判断：

（1）草酸钙针晶细小，不规则地充塞于薄壁细胞中（苍术）。

（2）纤维束鲜黄色；石细胞鲜黄色；周围细胞含草酸钙方晶，形成晶纤维，含晶细胞壁木化增厚（黄柏）。

四、实验报告

（1）对二妙丸进行显微鉴别观察。

（2）拍摄二妙丸的显微鉴别特征，写出主要显微鉴别特征与原料药材的归属，并绘制简图。

第二节 易混淆中药材及饮片的性状鉴别

实验一 根及根茎类易混淆品的鉴别

一、目的要求

掌握常见 15 组易混淆中药材或饮片的性状鉴别。

二、材料

饮片：牛膝、川牛膝、细辛、徐长卿、白芍、赤芍、桔梗、党参、北沙参、银柴胡、山药、天花粉、生地、玄参、当归、独活、川木香、木香、白前、白薇、黄精、玉竹、姜黄、干姜、莪术、三棱、泽泻、天冬、麦冬、太子参、半夏、天南星。

三、实验内容

逐一观察下列各组饮片，掌握各组易混淆品的快速鉴别。

1. **牛膝与川牛膝**

【**牛膝**】 呈圆柱形的段。表面灰黄色或淡棕色，有微细的纵皱纹及横长皮孔。断面平坦，淡棕色或棕色，略呈角质样而油润，中心维管束木质部较大，黄白色，其外周散有多数黄白色点状维管束，断续排列成 2～4 轮。微甜而稍苦涩。

【**川牛膝**】 药材近圆柱形，微扭曲，向下略细或有少数分枝。表面黄棕色或灰褐色，具纵皱纹、支根痕和多数横长的皮孔样突起。断面浅黄色或棕黄色，维管束点状，排列成数轮同心环。质柔韧，不易折断。

2. **细辛与徐长卿**

【**细辛**】 药材常卷曲成团，根茎横生呈不规则圆柱状，有短分枝；根细长，密生节上。根茎表面灰棕色，粗糙，有环形的节，分枝顶端有碗状的茎痕。根表面灰黄色，平滑或有纵皱纹，断面平坦，黄白色或白色。气辛香，麻舌。饮片呈不规则的段。

【徐长卿】　根茎呈不规则盘状,有的顶端带有残茎。根茎节处周围着生多数细长圆柱形根,弯曲;表面淡黄白色至淡棕黄色或棕色,具微细的纵皱纹,并有纤细的须根。质脆,易折断,断面粉性,皮部类白色或黄白色,形成层环淡棕色,木部细小。气香(丹皮酚香气),味微辛凉。饮片呈不规则的段。

3. 白芍与赤芍

【白芍】　药材呈圆柱形,饮片呈类圆形的薄片。表面类白色或淡棕红色,平滑光洁,偶有残存的棕褐色外皮。质坚实,不易折断,断面较平坦,角质样。切面类白色或微带棕红色,形成层环明显,射线放射状排列。气微,味微苦、酸。

【赤芍】　药材呈圆柱形,饮片为类圆形的厚片。表面棕褐色,粗糙,有须根痕和横长的皮孔样突起,有的外皮易脱落,习称"糟皮粉渣"。质硬而脆,易折断。切面粉白色或粉红色,皮部窄,木部放射状纹理明显,有的有裂隙。气微香,味微苦、酸涩。

4. 桔梗与党参

【桔梗】　药材呈圆柱形或略呈纺锤形,下部渐细。饮片呈椭圆形或不规则厚片,表面淡黄白色至黄色,外皮多已除去或偶有残留。质脆,切面皮部黄白色,较窄;形成层环纹明显,棕色;木部宽,有较多裂隙。气微,味微甜后苦。

【党参】　药材呈长圆柱形,饮片呈类圆形的厚片。表面灰黄色、黄棕色至灰棕色,药材根头部有多数疣状突起的茎痕及芽,习称"狮子盘头";全体有纵皱纹和散在的横长皮孔样突起,支根断落处常有黑褐色胶状物。质稍柔软或稍硬而略带韧性。切面皮部淡棕黄色至黄棕色,木部淡黄色至黄色,有裂隙或放射状纹理。有特殊香气,味微甜。

5. 北沙参与银柴胡

【北沙参】　药材呈细长圆柱形,偶有分枝;顶端常留有棕黄色根茎残基,上端稍细,中部略粗,下部渐细。表面淡黄白色,略粗糙,无外皮,偶见残存外皮。全体有细纵皱纹和纵沟,质脆,易折断,断面皮部浅黄白色,木部黄色。气特异,味微甘。饮片呈细长圆柱形段。

【银柴胡】　药材呈类圆柱形,饮片呈类圆柱形段,表面浅棕黄色至浅棕色,多具孔穴状或盘状凹陷,习称"砂眼",从砂眼处折断可见棕色裂隙中有细砂散出;根头部略膨大,有密集的呈疣状突起的芽苞、茎或根茎的残基,习称"珍珠盘"。栽培品纵皱纹细腻明显,细支根痕多呈点状凹陷,几无砂眼;质硬而脆,易折断,折断面质地较紧密,几无裂隙,木部放射状纹理不甚明显。气微,味甜。

6. 山药与天花粉

【山药】　饮片为不规则的厚片。表面黄白色或淡黄色,有纵沟、纵皱纹及须根痕,偶有浅棕色外皮残留。断面白色,粉性。气微,味淡、微酸,嚼之发黏。

【天花粉】 饮片为类圆形、半圆形或不规则形的厚片。表面黄白色或淡棕黄色,有纵皱纹、细根痕及略凹陷的横长皮孔。质坚实,断面白色或淡黄色,富粉性,横切面可见黄色木质部小孔,略呈放射状排列,纵切面可见黄色条纹状木质部。气微,味微苦。

7. 生地与玄参

【生地】 饮片呈类圆形或不规则的厚片。表面棕黑色或棕灰色,极皱缩。体重,质较软而韧,不易折断。饮片切面棕黑色或乌黑色,有光泽,具黏性。气微,味微甜。

【玄参】 饮片呈类圆形或椭圆形的薄片。表面灰黄色或灰褐色,有不规则的纵沟、横长皮孔样突起和稀疏的横裂纹和须根痕。质坚实,不易折断。切面黑色,微有光泽。气特异似焦糖,味甘、微苦。

8. 当归与独活

【当归】 药材略呈圆柱形,下部有支根 3～5 条或多条;表面浅棕色至棕褐色,根头上端圆钝,具紫色或黄绿色的茎和叶鞘的残基。质柔韧,断面黄白色或淡黄棕色,皮部厚,有裂隙和多数棕色油点;木部色较淡,形成层环黄棕色,并有多数棕色的油点。香气浓郁,味甘、辛、微苦。饮片呈类圆形、椭圆形或不规则薄片。

【独活】 药材略呈圆柱形,主根粗短,略呈圆柱形,下部有 2～3 分枝或更多;表面灰褐色或棕褐色,根头部圆锥状膨大,顶端有茎、叶的残基或凹陷。质较硬,受潮则变软。断面有 1 个棕色环,皮部灰白色至灰褐色,可见多数散在的黄棕色至棕色油点,木部灰黄色至黄棕色。有特异香气,味苦、辛、微麻舌。饮片呈类圆形薄片。

9. 川木香与木香

【川木香】 药材呈圆柱形或有纵槽的半圆柱形,外皮黄褐色至棕褐色。质硬脆,断面黄白色至黄棕色,有深棕色稀疏油点,木部显菊花心状的放射纹理,有的中心呈枯朽状,周边有一明显的环纹。气微香,味苦,嚼之粘牙。饮片呈类圆形切片。

【木香】 产于云南的又称"云木香"。药材呈圆柱形或半圆柱形,表面黄棕色至灰褐色,有明显的皱纹、纵沟及侧根痕。质坚,断面棕黄色至棕褐色,中部有明显菊花心状的放射纹理,形成层环棕色,褐色油点(油室)散在。气香特异,味微苦。饮片呈类圆形或不规则的厚片。

10. 白前与白薇

【白前】 药用部位为根茎及根。根茎圆柱形有分枝,根纤细而弯曲,簇生于节处,多次分枝成毛须状,常盘结成团;根茎黄白色至黄棕色,有细纵皱纹,节明显,顶端数个残茎,折断面白色,中空或有膜质髓,习称"空白前"。气微,味苦。

【白薇】 药用部位为根。根细长圆柱状,有时弯曲或卷曲,丛生于残留的灰棕色根茎上,形如"马尾"。质地坚脆,易折断,断面略平坦,白色,实心,习称"实白薇",折断时有粉飞出。气微,味苦。

11. 黄精与玉竹

【黄精】　饮片呈不规则的厚片,切面略呈角质样,淡黄色至黄棕色,可见多数淡黄色筋脉小点。气微,味甜,嚼之有黏性。

【玉竹】　饮片呈不规则厚片或段。表面黄白色或淡黄棕色,半透明,具纵皱纹和微隆起的环节,有白色圆点状的须根痕和圆盘状茎痕。质硬而脆或稍软,易折断,切面角质样或显颗粒性。气微,味甘,嚼之发黏。

12. 姜黄与干姜

【姜黄】　药材呈不规则卵圆形、圆柱形或纺锤形,常弯曲;饮片为不规则或圆形的厚片。表面深黄色,粗糙,有皱缩纹理和明显环节。质坚实,不易折断,切面棕黄色至金黄色,角质样,内皮层环纹明显,维管束呈点状散在。气香特异,味苦、辛。

【干姜】　药材呈扁平块状,具指状分枝;饮片呈不规则纵切片或斜切片,具指状分枝。表面灰黄色或浅灰棕色,粗糙,具纵皱纹和明显的环节。质坚实,断面纤维性;切面灰黄色或灰白色,可见较多的纵向纤维,有的呈毛状。气香、特异,味辛辣。

13. 莪术、三棱与泽泻

【莪术】　药材呈卵圆形、长卵形或圆锥形,顶端多钝尖,基部钝圆;表面灰黄色至灰棕色,药材上部环节突起,有圆形微凹的须根痕或残留的须根,有的可见刀削痕。体重,质坚实,断面黄绿色、黄棕色或棕褐色,蜡样,内皮层环纹明显,散在"筋脉"小点。气微香,味微苦而辛。饮片呈类圆形或椭圆形的厚片。

【三棱】　药材呈圆锥形,略扁。药材表面黄白色或灰黄色,有刀削痕,须根痕小点状。体重,质坚实。断面灰白色或黄白色,粗糙,有多数明显的细筋脉点。气微,味淡,嚼之微有麻辣感。饮片呈类圆形的薄片。

【泽泻】　药材呈类球形、椭圆形或卵圆形。药材表面淡黄色至淡黄棕色,有不规则的横向环状浅沟纹和多数细小突起的须根痕。质坚实,断面黄白色至淡黄色,粉性,有多数细孔。气微,味微苦。饮片呈圆形或椭圆形厚片。

14. 天冬、麦冬与太子参

【天冬】　呈长纺锤形,长 5～18 cm,直径 0.5～2 cm。表面黄白色至淡黄棕色,半透明,光滑或具深浅不等的纵皱纹。质硬或柔润,有黏性,断面角质样。气微,味甜、微苦。

【麦冬】　呈纺锤形,两端略尖,长 1.5～3 cm,直径 0.3～0.6 cm。表面淡黄色或灰黄色,有细纵纹。质柔韧,断面黄白色,半透明,中柱细小。气微香,味甘、微苦。

【太子参】 呈细长纺锤形或细长条形,长 3～10 cm,直径 0.2～0.6 cm。表面灰黄色至黄棕色,较光滑,凹陷处有须根痕。质硬而脆,断面较平坦,周边淡黄棕色,中心淡黄白色,角质样。气微,味微甜。

15. 半夏与天南星

【半夏】 药材呈类球形,有的稍偏斜,直径 1～1.5 cm,表面白色或浅黄色,顶端有凹陷的茎痕,周围密布麻点状根痕;下面钝圆,较光滑。质坚实,断面洁白,富粉性。气微,味辛辣、麻舌而刺喉。

【天南星】 药材呈扁球形,高 1～2 cm,直径 1.5～6.5 cm。表面类白色或淡棕色,较光滑,顶端有凹陷的茎痕,周围有麻点状根痕,有的块茎周边有小扁球状侧芽。质坚硬,不易破碎,断面白色,粉性。气微辛,味麻辣。

四、实验报告

逐一观察本实验各组中药材或饮片,根据性状鉴别特征异同点分别进行记录。

实验二 茎木类、皮类与叶类易混淆品的鉴别

一、目的要求

掌握常见 8 组易混淆中药材及饮片的性状鉴别特征。

二、材料

中药材或饮片:苏木、降香、桑寄生、槲寄生、沉香、檀香、鸡血藤、大血藤、通草、小通草、灯心草、香加皮、地骨皮、五加皮、黄柏、关黄柏、大青叶、蓼大青叶。

三、实验内容

逐一观察中药材或饮片,掌握各组易混淆品的快速鉴别。

1. 苏木与降香

【苏木】 药材呈长圆柱形或对剖半圆柱形,饮片呈窄片状。表面黄红色至棕

红色,质坚硬,味微涩。

【降香】　药材呈类圆柱形或不规则块状,饮片呈细粉状或镑片。表面紫红色或红褐色,质硬(较苏木更为坚实),有油性,味微苦。

2. 桑寄生与槲寄生

【桑寄生】　茎枝呈圆柱形,表面颜色红褐色或灰褐色,表面存在多数突起棕色皮孔,叶片为卵圆形,嫩枝有的可见棕褐色茸毛。质坚硬,叶多卷曲,具短柄,叶片展平后呈卵形或椭圆形,全缘,革质。无臭,味涩。

【槲寄生】　茎枝呈圆柱形,表面颜色黄绿色、金黄色或黄棕色,节膨大,节上有分枝或枝痕。体轻,质脆,易折断,叶对生,无柄,叶片呈长椭圆状披针形,全缘,革质。无臭,味微苦,嚼之有黏性。

3. 沉香与檀香

【沉香】　药材为不规则块、片状或盔帽状,有的为小碎块。表面可见黑褐色树脂与黄白色木部相间的斑纹。质较坚实,气芳香,味苦。

【檀香】　药材为长短不一的圆柱形木段,外表面灰黄色或黄褐色,光滑细腻,有的具疤节或纵裂,横截面呈棕黄色,显油迹。质坚实,气清香,燃烧时香气更浓;味淡,嚼之微有辛辣感。

4. 鸡血藤与大血藤

【鸡血藤】　呈椭圆形、长矩圆形或不规则的斜切片。质坚硬,切面木部红棕色或棕色,导管孔多数;韧皮部有树脂状分泌物,呈红棕色至黑棕色,与木部相间排列,呈 3～8 个偏心性半圆形环,髓部偏向一侧。

【大血藤】　饮片呈圆柱形厚片,质硬,断面皮部红棕色,有数处向内嵌入木部,木部黄白色,有多数细孔状导管,射线呈放射状排列,具车轮状纹理。

5. 通草、小通草与灯心草

【通草】　药材呈圆柱形,饮片为厚片。表面白色或淡黄色,有浅纵沟纹。体轻,质松软,稍有弹性,易折断。切面平坦,直径最大似拇指,显银白色光泽,中部有的空心或有半透明的薄膜。

【小通草】　药材呈圆柱形,表面白色或淡黄色,饮片为段,直径似小指粗细。来源于旌节花的无纹理,体轻,质松软,捏之能变形,有弹性,易折断,断面平坦,无空心,显银白色光泽。水浸后有黏滑感。来源于青荚叶的小通草呈细长圆柱形,表面有浅纵条纹,质较硬,捏之不易变形,水浸后无黏滑感。

【灯心草】　药材呈细圆柱形,饮片为段,切面直径最小如"灯芯"。表面白色或淡黄白色,有细纵纹。体轻,质软,略有弹性,柔软可弯曲,不易拉断,断面白色。

6. 香加皮、五加皮与地骨皮

【香加皮】　药材呈卷筒状或槽状,少数呈不规则的块片状。外表面灰棕色或黄棕色,栓皮松软常呈鳞片状,易剥落。体轻,质脆,易折断。有特异"牛奶瓜子样"香气,味苦。

【五加皮】 药材不规则卷筒状。外表面灰褐色,有稍扭曲的纵皱纹及横长皮孔瘢痕,体轻,质脆,易折断。气微香,味微辣而苦。

【地骨皮】 药材呈筒状或槽状。外表面灰黄色至棕黄色,粗糙,有不规则纵裂纹,易成鳞片状剥落。体轻,质脆,易折断。气微,味微甘而后苦。

7. 黄柏与关黄柏

【黄柏】 习称"川黄柏",药材呈板片状或浅槽状,外表面黄褐色或黄棕色,平坦或具纵沟纹,有的可见皮孔痕及残存的灰褐色粗皮。内表面暗黄色或淡棕色,具细密的纵棱纹。体轻,质硬,断面纤维性,呈裂片状分层,深黄色。气微,味甚苦,嚼之有黏性。

【关黄柏】 药材呈板片状,较黄柏皮厚,外表面黄绿色或淡棕黄色,外表面皮孔痕小而少见,体轻,质较硬,断面鲜黄色或黄绿色。

8. 大青叶与蓼大青叶

【大青叶】 多皱缩卷曲,有的破碎,完整叶片呈长椭圆形至长椭圆状披针形,叶片基部狭窄下延至叶柄,呈翼状。叶柄长 4~10 cm,淡棕黄色。质脆,味微酸、苦、涩。

【蓼大青叶】 多皱缩、破碎,完整叶片展平后呈椭圆形,长 3~8 cm,基部渐狭,叶柄扁平,偶带膜质托叶鞘。质脆,味微涩而稍苦。

四、实验报告

逐一观察本实验各组中药材或饮片,根据性状鉴别特征异同点,分别进行记录。

实验三　花类、果实与种子类易混淆中药材的鉴别

一、目的要求

掌握常见 11 组易混淆中药材的性状鉴别特征。

二、材料

药材:红花、西红花、金银花、山银花、月季花、玫瑰花、蒲黄、松花粉、海金沙、五味子、南五味子、蛇床子、小茴香、诃子、毛诃子、青果、西青果、苦杏仁、桃仁、郁李仁、蕤仁、枳壳、枳实、青皮、益智、砂仁、豆蔻、草豆蔻。

三、实验内容

逐一观察下列各组药材,掌握各组易混淆品的快速鉴别方法。

1. 红花与西红花

【西红花】 药用来源为番红花的柱头。呈线性,三分枝,暗红色,顶端边缘显不整齐的齿状。体轻,质松软,无油润光泽,干燥后质脆易断。取本品浸水中,可见橙黄色成直线下降,并逐渐扩散,水被染成黄色,无沉淀,柱头呈喇叭状,有短缝;在短时间内,用针拨之不破碎。

【红花】 药用来源为红花的不带子房的管状花。表面红色或红黄色,花冠筒细长,先端 5 裂,雄蕊 5 枚,柱头长圆柱形,顶端微分叉。

2. 金银花与山银花

【金银花】 呈棒状,上粗下细,略弯曲,长 2~3 cm,表面颜色为黄白色或绿白色,表面密被短柔毛。气清香,味淡、微苦。

【山银花】 多来源药材,长 1.6~3.5 cm,其中灰毡毛忍冬为主要来源,表面颜色黄色或黄绿色质稍硬,手捏之稍有弹性,萼筒和花冠密被灰白色毛。

3. 月季花与玫瑰花

【月季花】 花托长圆形或倒圆锥形,萼片先端尾尖。气清香,味淡、苦。

【玫瑰花】 花托半球形,与花萼基部合生;萼片披针形,被有细柔毛。气芳香浓郁,味微苦涩。

4. 蒲黄与松花粉、海金沙

【蒲黄】 药用部分为花粉。黄色粉末,体轻,放水中则漂浮在水面。手捻有滑腻感,易附着手指上。

【松花粉】 药用部分为花粉。淡黄色细粉,体轻,易飞扬,手捻有滑润感,质地较蒲黄粉末更为细腻。

【海金沙】 药用部分为孢子。棕黄色或浅棕黄色粉末状,体轻,手捻有光滑感,置手中易从指缝滑落。

5. 五味子与南五味子

【五味子】 呈不规则的球形或扁球形,表面红色、紫红色或暗红色,皱缩,显油润,有的表面呈黑红色或出现"白霜"。果肉柔软,种子呈肾形,果肉气微,味酸,种子破碎后,有香气,味辛、微苦。

【南五味子】　呈不规则的球形或扁球形,粒较小,表面棕红色至暗棕色,干瘪,皱缩,果肉常紧贴于种子上。

6. 蛇床子与小茴香

【蛇床子】　双悬果椭圆形,表面灰黄色或灰褐色,分果的背面有薄而突起的纵棱5条。果皮松脆,揉搓易脱落,种子细小,灰棕色,显油性。气香,味辛凉,有麻舌感。

【小茴香】　双悬果圆柱形,表面黄绿色或淡黄色,两端略尖,分果呈长椭圆形,背面有纵棱5条。有特异香气,味微甜、辛。

7. 诃子与毛诃子

【诃子】　长圆形或卵圆形,表面略具光泽,有5～6条纵棱线和不规则的皱纹,基部有圆形果梗痕。质坚实。无臭,味酸涩后甜。

【毛诃子】　藏族习用药。表面被细密绒毛,基部有残留果柄或果柄痕,具5条棱脊,棱脊间平滑或有不规则皱纹。气微,味涩、苦。

8. 青果与西青果

【青果】　纺锤形,两端钝尖。表面有不规则皱纹,果核梭形,具纵棱,内分3室,各有种子1粒。无臭,果肉味涩,久嚼微甜。

【西青果】　呈长卵形,略扁。表面黑褐色,具有明显的纵皱纹,一端较大,另一端略小,钝尖,下部有果梗痕。质坚硬,果核不明显,常有空心,小者黑褐色,无空心。气微,味苦、涩、微甘。

9. 苦杏仁、桃仁、郁李仁与薏仁

【苦杏仁】　药用部位为种子。呈扁心形,表面黄棕色至深棕色。一端尖,另一端钝圆、肥厚,左右不对称,尖端一侧有短线形种脐,圆端合点处向上具多数深棕色的脉纹。无臭,味苦。

【桃仁】　药用部位为种子。呈扁长卵形或卵圆形,表面黄棕色至红棕色,密布颗粒状突起。一端尖,中部膨大,另一端钝圆稍偏斜,边缘较薄。尖端侧有短线形种脐,圆端有颜色略深不甚明显的合点,自合点处散出多数纵向维管束。气微,味微苦。

【郁李仁】　药用部位为种子。呈扁长卵形或卵形。表面黄白色或浅棕色、黄棕色,一端尖,另一端钝圆。尖端一侧有线形种脐,圆端中央有深色合点,自合点处向上具多条纵向维管束脉纹。气微,味微苦。

【薏仁】　药用部位为果核。类卵圆形,稍扁。表面淡黄棕色或深棕色,有明显的网状沟纹,顶端尖,两侧略不对称。质坚硬。种子扁平卵圆形,种皮薄,浅棕色或

红棕色,易剥落;子叶 2,乳白色。气微,味微苦。

10. 枳壳、枳实与青皮

【枳壳】　呈半球形,外果皮棕褐色或褐色,有颗粒状突起,突起的顶端有凹点状油室。切面中果皮黄白色,光滑而稍隆起,边缘散有 1～2 列油室,瓤囊 7～12 瓣,少数至 15 瓣。质坚硬,不易折断。气清香,味苦、微酸。

【枳实】　呈半球形,少数为球形,切面直径较枳壳小。外果皮黑绿色或暗棕绿色,具颗粒状突起和皱纹,有明显的花柱残迹或果梗痕。切面中果皮略隆起,黄白色或黄褐色,边缘有 1～2 列油室,瓤囊棕褐色。质坚硬。气清香,味苦、微酸。

【青皮】　表面棕黄色或黑褐色,有不规则皱纹。"个青皮"外表面较枳壳和枳实光滑,微粗糙。"四花青皮"多剖成 4 个裂片,裂片长椭圆形,易折断,内表面类白色或黄白色,粗糙,附黄白色或黄棕色小筋络。无臭,果肉味涩,久嚼微甜。

11. 益智、砂仁、豆蔻与草豆蔻

【益智】　呈椭圆形,两端略尖。表面棕色或灰棕色,有纵向凹凸不平的突起棱线 13～20 条,顶端有花被残基,基部常残存果梗。果皮薄而稍韧,种子集结成团,中有隔膜将种子团分为 3 瓣。种子呈不规则的扁圆形,表面灰褐色或灰黄色,外被淡棕色膜质的假种皮;质硬,胚乳白色。有特异香气,味辛,微苦。

【砂仁】　呈椭圆形、卵圆形或长椭圆形,因来源不同有明显或不明显的三棱,表面密生刺状突起或被片状分枝的软刺。气芳香,味辛凉、微苦。

【豆蔻】　呈类球形,表面黄白色、类白色或黄棕色,有 3 条较深的纵向槽纹,顶端有突起的柱基,基部有凹下的果柄痕。气芳香,味辛凉,略似樟脑。

上述三者药用部位为果实。

【草豆蔻】　药用部位为种子。为类球形种子团,表面灰褐色,中间有黄白色的隔膜,将种子团分成 3 瓣,每瓣有种子多数,粘连紧密,种子团略光滑。气香,味辛,微苦。

四、实验报告

逐一观察本实验各组中药材,根据性状鉴别特征异同点分别进行记录。

实验四　全草类、树脂类及动物类易混淆中药材的鉴别

一、目的要求

掌握常见 6 组易混淆中药材及饮片的性状鉴别方法。

二、材料

药材：金钱草、广金钱草、委陵菜、翻白草、紫花地丁、苦地丁、大蓟、小蓟、乳香、没药、龟甲、鳖甲。

三、实验内容

逐一观察下列各组中药材或饮片，掌握各组易混淆品的快速鉴别方法。

1. 金钱草与广金钱草

【金钱草】　药材常缠结成团，无毛或被疏柔毛。叶对生，多皱缩，展平后呈宽卵形或心形用水浸后，对光透视可见黑色或褐色条纹，有的带花，单生叶腋，具长梗。蒴果球形。气微，味淡。

【广金钱草】　茎呈圆柱形，密被黄色伸展的短柔毛，质稍脆，断面中部有髓。叶互生，小叶 1 或 3 片，圆形或矩圆形，先端微凹，基部心形或钝圆，全缘。气微香，味微甘。

2. 委陵菜与翻白草

【委陵菜】　干燥全草。单数羽状复叶，有柄，小叶 12～31 对，狭长椭圆形，边缘羽状深裂。

【翻白草】　单数羽状复叶，柄短或无，小叶 5～9 片，长圆形或长椭圆形，顶端小叶片较大，边缘有粗锯齿。

3. 紫花地丁与苦地丁

【紫花地丁】　多皱缩成团。叶基生，叶片展平后呈披针形或卵状披针形，先端钝，基部截形或稍心形，边缘具钝锯齿，两面有毛，花茎纤细，花瓣 5 片，花距细管状。蒴果椭圆形或 3 裂。气微，味微苦而稍黏。

【苦地丁】　皱缩成团。茎细,多分枝,表面灰绿色或黄绿色,具 5 纵棱,质软。完整叶片二至三回羽状全裂。花少见,花冠唇形,有距。蒴果扁长椭圆形呈荚果状。气微,味苦。

4. 大蓟与小蓟

【大蓟】　茎呈圆柱形,表面紫褐色或褐色,有纵皱纹,密被灰白色丝状毛;质松而脆。叶片多破碎、皱缩,边缘具不等长的针刺。气微弱,味淡。

【小蓟】　茎呈圆柱形,表面灰绿色或带紫色,具纵棱及白色柔毛;质脆,易折断,断面中空。叶互生,无柄或有短柄;叶片皱缩或破碎,完整者展平后呈长椭圆形或长圆状披针形,全缘或微齿裂至羽状深裂,齿尖具针刺;叶两面均具白色柔毛。气微,味微苦。

5. 乳香与没药

【乳香】　呈长卵形滴乳状、类圆形颗粒或黏合成大小不等的不规则块状物。表面黄白色,半透明,被有黄白色粉末,久存则颜色加深。质脆,遇热软化。破碎面有玻璃样或蜡样光泽。具特异香气,味微苦。

【没药】　天然没药呈不规则颗粒性团块,大小不等。表面黄棕色、红棕色或棕褐色,断面不整齐,无玻璃样光泽,质坚脆,无光泽。有特异香气,味苦而微辛。胶质没药多黏结成大小不等的团块,表面棕黄色至棕褐色,不透明,质坚实或疏松,有特异香气,味苦而有黏性。

6. 龟甲与鳖甲

【龟甲】　药用部位为腹甲和背甲,背甲呈长椭圆形拱状,外表面棕褐色或黑褐色,脊棱 3 条;腹甲呈板片状,近长方椭圆形,外表面淡黄棕色至棕黑色,盾片 12 块,每块常具紫褐色放射状纹理。质坚硬。气微腥,味微咸。

【鳖甲】　药用部位仅为背甲,椭圆形或卵圆形,背面隆起,可见残存的肋骨,外表面黑褐色或墨绿色,略有光泽,具细网状皱纹及灰黄色或灰白色斑点。质地较龟甲坚硬,气微腥,味淡。

四、实验报告

逐一观察本实验各组中药材或饮片,根据性状鉴别特征异同点分别进行记录。

第三章　中药鉴定综合性实验

第一节　中药质量优劣的评价

实验一　水分、灰分和浸出物的测定

一、目的要求

掌握水分、灰分、浸出物测定的一般方法。

二、仪器、试剂及材料

1. 仪器
分析天平、恒温干燥箱、马弗炉、干燥器、称量瓶、坩埚电炉、短颈圆底烧瓶、水浴锅、回流装置、锥形瓶、蒸发皿。
2. 试剂
蒸馏水、乙醇。
3. 材料
大黄饮片(粉碎,过二号筛)。

三、实验内容

(一) 水分的测定

2015 版《中国药典》规定的水分测定方法有费休法、烘干法、减压干燥法、甲苯

法和气相色谱法,不同方法适用对象不同,其中烘干法适用于不含或少含挥发性成分的中药。

【本实验采用烘干法】 取供试品(大黄粉末)2～5 g,平铺于干燥至恒重的扁形称量瓶中,厚度不超过 5 mm,疏松供试品不超过 10 mm,精密称定,开启瓶盖在 100 ℃～105 ℃干燥 5 h,将瓶盖盖好,移置干燥器中,放冷 30 min,精密称定,再在上述温度干燥 1 h,放冷,称重,至连续两次称重的差异不超过 5 mg 为止。根据减失的重量,计算供试品中含水量。

2015 版《中国药典》规定大黄饮片中水分不得超过 15.0%。

(二)灰分的测定

各种中药的生理性灰分应在一定的范围内,测定总灰分的目的是限制药材中的泥沙等杂质。

【总灰分的测定】 供试品(大黄粉末)2～3 g,置于炽灼至恒重的坩埚中,称定重量(准确至 0.01 g),缓缓炽热,注意避免燃烧,逐渐升高温度至 500～600 ℃,使完全灰化并至恒重。根据残渣重量,计算供试品中总灰分的含量。

2015 版《中国药典》规定中药大黄中总灰分不得超过 10.0%。

(三)水溶性浸出物的测定

水溶性浸出物的测定分为冷浸法和热浸法,大黄浸出物按照水溶性浸出物热浸法测定。

【热浸法测定】 取供试品(大黄粉末)2～4 g,精密称定,置于 100～250 mL 的锥形瓶中,精密加水 50～100 mL,密塞,称定重量,静置 1 min 后,连接回流冷凝管,加热至沸腾,并保持微沸 1 小时。放冷后,取下锥形瓶,密塞,再称定重量,用水补足减失的重量,摇匀,用干燥滤器滤过,精密量取滤液 25 mL,置已干燥至恒重的蒸发皿中,在水浴上蒸干后,于 105 ℃干燥 3 h,置干燥器中冷却 30 min,迅速精密称定重量。除另有规定外,以干燥品计算供试品中水溶性浸出物的含量。

2015 版《中国药典》规定中药大黄中水溶性浸出物不得少于 25.0%。

四、实验报告

(1)记录大黄水分、灰分及浸出物测定的实验操作过程,计算测定结果并判断是否符合《中国药典》中对大黄检测指标的要求,并对结果进行讨论,撰写实验报告。

(2)思考:水分、总灰分及酸不溶性灰分、浸出物测定在中药质量控制中的意义。

实验二　霉变中药材的微性状鉴别

一、目的要求

熟悉应用微性状法观察霉变中药材表面残存的菌丝和孢子囊,以快速鉴别药材是否发生霉变或者霉变后是否进行过二次处理,为药材质量的鉴定提供依据。

二、仪器、试剂及材料

1. 仪器
普通生物显微镜、电子目镜、Photoshop 软件。

2. 材料
自制虎杖霉变饮片(提前两周将饮片置于潮湿环境中制造霉变模型,再洗去表面的霉后晒干,或者直接刷去药材表面霉变后晒干)、市场收集虎杖饮片。

三、实验内容

中药微性状鉴定法是借助仪器观察中药材表面(包括断面)肉眼不易察觉的细微性状特征,并以此作为鉴定依据的一种方法。霉变是引起中药材质变的常见现象之一,而一些商家对霉变中药材的处理方法多为晒干后刷去菌丝,或者将霉变药材浸泡水中快速撞洗去表面的霉变后晒干重新流入市场,严重影响中药材的质量。应用微性状鉴定法可以有效观察处理后的霉变药材表面皱褶及裂隙处残存的菌丝和孢子囊,以鉴别药材是否发生霉变。

1. 准备工作
打开计算机,将电子目镜的 USB 接口与计算机连接,打开光源,打开电子目镜的应用软件。普通生物显微镜不用原有的采光系统,在室内自然光强的时候可直接观察,或者光线不足,可用台灯从侧面增光。

2. 微性状观察
将标本固定于载玻片上,置于显微镜视野中,调节载物台及粗、微调旋钮,观察菌丝存在的部位。

3．图片的拍摄

转动微调，用 Phmias 2008 Cs Ver 3.0 Demo 软件由上至下或者由下至上在不同焦距下连续拍摄，得到一组不同景深条件下的图片。

4．图片的合成

使用景深合成技术，将一组图片用 Photoshop CS4 软件进行合成，得到清晰的图片。

如使用数码显微镜，可以直接利用室内自然光或采用普通 LED 灯、台灯增光后直接拍摄一组景深条件下的图片，然后进行图片的合成。

四、实验报告

（1）记录实验操作过程，根据结果判断药材的霉变情况，撰写实验报告。

（2）查阅文献并思考：微性状鉴定在中药材鉴定霉变药材、易混淆药材尤其微小果实种子类药材中的意义。

第二节　具特异型细胞的比较鉴别

实验一　特异型薄壁细胞的观察

一、目的要求

（1）掌握不同中药中含有的特异型薄壁细胞的特征。

（2）熟悉薄壁细胞的特异性及其在中药鉴定中的意义。

二、仪器、试剂及材料

1．仪器

生物显微镜、显微鉴定常用实验仪器。

2．试剂

蒸馏水、稀甘油、水合氯醛试液。

3. 材料

地黄、当归、小茴香药材粉末。

三、实验内容

取上述各种中药粉末,分别用水合氯醛试液反复透化后装片,镜检,逐一观察各药材中的特异型薄壁细胞。

1. 地黄

薄壁细胞呈类多角形,大多皱缩,形状较不规则,细胞中含有棕色类圆形核状物。

2. 当归

纺锤形韧皮薄壁细胞,壁较一般薄壁细胞稍厚,非木化,表面(切向壁)有极微细的斜向交错的网状纹理;有的可见一至数个菲薄而稍弯曲的横隔。

3. 小茴香

镶嵌状薄壁细胞,表面观细胞狭长,壁菲薄,以5~8个细胞为一组,以其长轴相互作不规则方向嵌合排列。

四、实验报告

(1) 记录和拍摄实验中不同中药具有的特异型薄壁细胞。

(2) 列表比较不同类型特异型薄壁细胞的异同点。

(3) 思考:特异型薄壁细胞在分类、分布上是否有一些规律? 还有哪些中药粉末中可以观察到特异型薄壁细胞?

实验二　不同形态草酸钙晶体的观察

一、目的要求

(1) 掌握不同中药中草酸钙晶体的形态特征。

(2) 熟悉不同草酸钙晶体的特异性及其在中药鉴定中的意义。

二、仪器、试剂及材料

1. 仪器
生物显微镜、显微鉴定常用实验仪器。

2. 试剂
蒸馏水、稀甘油、水合氯醛试液。

3. 材料
大黄、白芍、甘草、牛膝、半夏、龙胆药材粉末。

三、实验内容

取上述各种中药粉末,分别用水合氯醛试液反复透化后装片,镜检,逐一观察各药材中的不同形态的草酸钙簇晶。

1. 大黄
草酸钙簇晶大而多,直径 $20\sim160\ \mu m$。其中药用大黄草酸钙簇晶棱角大多短尖,掌叶大黄草酸钙簇晶棱角大多短钝,唐古特大黄簇晶棱角大多长宽而尖。

2. 白芍
薄壁细胞中含有草酸钙簇晶,直径 $11\sim35\ \mu m$。草酸钙簇晶在薄壁细胞中常排列成行,或一个细胞中含有数个簇晶。

3. 甘草
晶鞘纤维易见,含有草酸钙方晶,直径大至 $30\ \mu m$。

4. 牛膝
薄壁细胞中含草酸钙砂晶。

5. 半夏
椭圆形黏液细胞中含有的草酸钙针晶较多,散在或成束,针晶长 $20\sim144\ \mu m$。

6. 龙胆
薄壁细胞中含有细小的草酸钙针晶,有的呈细梭状或颗粒状。

四、实验报告

（1）记录和拍摄实验中不同中药具有的草酸钙晶体。

（2）思考:不同草酸钙晶体形态在分类、分布上是否有一些规律? 还可以在哪些中药粉末中观察到上述不同形态的草酸钙晶体?

实验三　不同形态石细胞的观察

一、目的要求

（1）掌握不同中药材中各种石细胞的形态特征。
（2）熟悉石细胞颜色和形态在中药材鉴定中的重要性。

二、仪器、试剂及材料

1. 仪器
生物显微镜、显微鉴定常用实验仪器。

2. 试剂
蒸馏水、稀甘油、水合氯醛试液。

3. 材料
黄连、肉桂、厚朴、黄柏、五味子药材粉末。

三、实验内容

取上述各药材粉末，水合氯醛透化后，稀甘油装片，置显微镜下观察和比较各石细胞的特征。

1. 黄连
石细胞为类方形、类圆形、类长方形黄色，壁厚，壁孔明显。

2. 肉桂
石细胞类圆形、类方形，壁常三面增厚，一面菲薄，木化。

3. 厚朴
石细胞较多，多成群，形状及大小不一，呈不规则分枝状者较大，有的分枝较短，枝端钝圆；有的分枝长，枝端锐尖，壁厚，孔沟较少，胞腔狭小。

4. 黄柏
石细胞众多，鲜黄色，长圆形、纺锤形或长条形，不规则分枝状，有的呈分枝状，枝端钝尖，壁厚，层纹明显，有的胞腔内含有草酸钙方晶。

5. **五味子**

种皮外层石细胞呈多角形,或稍长,壁厚,胞腔小,内含棕色物质;内层石细胞呈类圆形、多角形、肾形等形态,壁较薄,胞腔较大,密具细壁孔。

四、实验报告

(1)记录和拍摄不同中药材粉末中具有的石细胞特征图。

(2)根据石细胞分枝或不分枝、壁厚或壁薄、胞腔大小及层纹明显与否等,列出所观察石细胞特征的检索表。

(3)思考:石细胞在中药显微鉴定中的意义如何?还有哪些中药显微鉴定特征中具有石细胞,其形态特征如何?

第三节 未知中药材的鉴定

实验一 未知中药材混合粉末的鉴定

一、目的要求

应用所学显微鉴定技术,对未知中药材混合粉末进行鉴别。

二、仪器、试剂及材料

1. **仪器**

生物显微镜、显微鉴定常用实验仪器。

2. **试剂**

蒸馏水、稀甘油、水合氯醛试液。

3. **材料**

选择 2～3 种中药材粉末(可选择已经做过粉末显微观察的品种)进行混合,分别编号,供学生随机抽取。

三、实验内容

用显微鉴定技术,选择不同制片方法进行粉末显微特征观察;结合颜色、气、味等,判断出该粉末由哪几种药材粉末混合而成,拍摄并记录每种中药材的主要显微鉴定特征,绘制显微鉴定特征图,并写出鉴定依据。

1. 取样

抽取一种混合粉末。

2. 观察

观察粉末的颜色、气、味、质地等特征,对未知粉末进行初步分析,设计显微观察粉末制片方案。

颜色:如样品是草绿色,说明可能含有叶类、全草类或某些花类(金银花)药材;如样品是棕黄色,说明可能不含或少含叶类药材。

气:如有香气,说明含芳香性药材,如当归、肉桂、牡丹皮、香加皮、丁香、小茴香、砂仁、广藿香、薄荷、紫苏等药材;如有腥臭味,可能含有动物类药材。

味:如味苦,可能含有龙胆、苦参、黄芩、黄柏、穿心莲等药材;如味甜,可能含有甘草、党参、地黄等;如味酸,可能含有乌梅、木瓜、山楂等药材。

质地:注意是否含有纤维性强的粉末。

3. 制片

取少许粉末,分别用水装片、水合氯醛(加热透化)、稀甘油装片、水合氯醛(不加热)试液制片。

4. 显微特征观察、拍摄和描述

镜检制片,对观察到的显微特征进行拍摄、描述记录。水装片:观察淀粉粒。加水合氯醛试液,加热透化后加稀甘油装片,观察木栓细胞、纤维、薄壁细胞、导管、管胞、油室、油细胞及草酸钙晶体、石细胞、乳管、树脂道、糊粉粒、色素块、花粉粒、腺毛、非腺毛、气孔等。用水合氯醛试液不加热制片观察有无菊糖,若有菊糖,可能还有桔梗科或菊科来源的根及根茎类药材。

5. 分析判断

将观察到的显微特征进行归纳整理,作出判断,并写出未知混合粉末中所含中药的名称及其主要鉴别特征。

四、实验报告

(1)写出实验操作过程并拍摄、记录和描绘粉末显微鉴别特征。

(2)写出鉴定依据,并判断混合粉末组成情况。

实验二　未知中药材或饮片的鉴定

一、目的要求

掌握中药材或饮片的一般性状鉴定方法,培养学生独立开展未知中药材或饮片鉴定的能力。

二、仪器、试剂及材料

1. 仪器
手持放大镜、紫外灯、烧杯、镊子等。

2. 材料
任意选择 20 种常见中药材或饮片。

三、实验内容

中药材、饮片的性状鉴别,是利用人的感官,采用看、尝、嗅、听、摸及水试、火试等的方法进行鉴定,具有简便、易行、快速等特点,是中药鉴定工作者的一项重要技能之一。

将需观察的饮片进行认真、细致的性状观察,记录主要性状鉴别特征,包括形状、大小、表面颜色、折断面或切面特征、质地、气、味等,并进行判断。

中药材和饮片的形状、颜色、断面或切面一般直接观察、记录、判断,细小种子类药材需要借助放大镜观察种子表面的纹理、细小特征等,全草类、叶类药材需要尽量挑选完整叶片进行观察或者用温水将样品浸泡展平后进行观察,皮类药材需要观察其内外表面颜色、特征。

质地有硬、脆、实、轻、重、松、黏、粉、韧、角质等区别。以薄壁组织为主,结构较疏松、空隙大的饮片一般较松泡,如南沙参饮片;淀粉多的饮片显粉性,如山药片;纤维多的饮片则韧性强,如桑白皮;含糖、黏液多的饮片一般黏性大,如地黄、黄精;富含淀粉、多糖成分的药材经蒸煮糊化干燥后呈角质状,如红参片、天麻片。

四、实验报告

根据饮片性状特征,写出其中药名、来源科(属)、药用部位。

第四章　中药鉴定设计性实验

实验一　三七粉中一种未知掺伪品的鉴别

一、实验目的

（1）掌握应用所学中药显微鉴定和理化鉴定方法，对市场上常见三七粉中的掺伪情况进行鉴别。

（2）熟悉中药材粉末中掺伪品的快速、准确鉴别。

二、实验一般材料准备

1. 仪器

生物显微镜、紫外灯、硅胶 G 薄层板。

2. 材料

三七粉，一种可能掺入白芍粉、绿豆粉、面粉或土豆粉的掺伪三七粉。

三、实验方案

1. 分组与布置任务

根据实际人数，按照每组 4～6 名学生进行分组，并推荐组长负责整个设计性实验实施。

2. 文献查阅与资料整理

每个小组在实验前，根据布置的任务，通过图书馆及网络资源查阅实验的相关资料，并对资料进行讨论、整理，结合实验室的实验条件，对开展实验研究所需要的仪器设备、实验材料和实验时间等进行评估。

3. 小组实验方案的设计

根据实验课时的安排,分组讨论并制定出具体的显微鉴别实验、理化鉴别方案。详细的实验方案应包括:实验目的,实验内容,实验条件(所需仪器、试剂名称和规格),实验方法。

4. 教师对实验方案的审阅

学生独立完成设计方案后,教师对实验方案进行审阅、归纳,并指出实验方案中的不足,指导学生对自己的方案进行修改和完善,最后每个实验组形成完善的实验方案。

5. 实验方案的实施

学生严格遵守实验操作规范及有关规章制度,在实验教师帮助下做好各项实验准备。实验过程中,要求学生规范操作,及时观察和记录实验现象、实验数据,教师在学生实验过程中要及时给予指导,及时纠正学生的不规范操作。

四、实验结果及报告撰写

实验项目完成后,学生要及时撰写实验报告,并进一步查阅资料,讨论和分析实验结果,并进行全面总结。

实验二　易混淆中药材金银花与山银花的系统鉴别

一、实验目的

(1) 以金银花和山银花两种易混淆中药材为对象,熟练应用所学中药材鉴定的方法开展两种易混淆中药的系统鉴别。

(2) 掌握运用来源鉴定、性状鉴定、显微鉴定、理化鉴定(薄层鉴别法)及现代中药分子鉴定联合开展易混淆中药材鉴定的基本方法与技术。

二、实验一般材料准备

1. 仪器

生物显微镜、紫外灯、PCR 仪、凝胶成像系统、电泳仪。

2．试剂

蒸馏水,稀甘油,水合氯醛,通用序列引物 ITS 和 psbA-trnH,特异性鉴别引物,CTAB 法提取 DNA 所用试剂,DL2000 marker,Takara rTaq 酶。

3．材料

金银花、山银花、绿原酸对照品。

三、实验方案

1．分组与布置任务

根据实际人数,按照每组 4~6 名学生进行分组,并推荐组长负责整个设计性实验的实施。

2．文献查阅与资料整理

每个小组在实验前,根据布置的任务,通过图书馆及网络资源查阅实验的相关资料,并对资料进行讨论、整理,结合实验室的实验条件,对开展实验研究所需要的仪器设备、实验材料和实验时间等进行评估。

3．小组实验方案的设计

根据实验课时的安排,分组讨论并制定出具体的实验方案。详细的实验方案应包括:实验目的,实验内容,实验条件(所需仪器、试剂名称和规格),实验方法。

4．教师对实验方案的审阅

学生独立完成设计方案后,教师对实验方案进行审阅、归纳,并指出实验方案中的不足,指导学生对自己的方案进行修改和完善,最后每个实验组形成完善的实验方案。

5．实验方案的实施

学生严格遵守实验操作规范及有关规章制度,在实验教师帮助下做好各项实验准备。实验过程中,要求学生规范操作,及时观察和记录实验现象、实验数据,教师在学生实验过程中要及时给予指导,及时纠正学生的不规范操作。

四、实验结果及报告撰写

实验项目完成后,学生要及时撰写实验报告,并进一步查阅资料,讨论和分析实验结果,并进行全面总结。

附录一　中药传统经验鉴别术语

术语	解析
一包针	千年健药材内有许多黄色纤维束,折断后纤维束多而明显,且参差不齐、外露如针。
二杠	花鹿茸的锯茸具有 1 个分枝者习称"二杠"。
丁头	三七药材上部生有若干瘤状隆起的支根痕,又称"乳包"。
子芩	黄芩的新根称"子芩"或"条芩"。
八哥眼	胡黄连药材断面的维管束群,其特点是由 4～10 个类白色点状维管束排列成环,酷似鸟类"八哥"的眼睛。
三岔	花鹿茸的锯茸具有 2 个分枝者或者马鹿茸侧枝 3 个者习称"三岔"。
大挺	花鹿茸的锯茸主枝习称"大挺"。
大力子	牛蒡子习称"大力子",东北产者习称"关力子",浙江桐乡产者习称"浙力子"。
大头羌	宽叶羌活中根茎粗大、不规则结节状、顶部具数个茎基、根较细者。
马牙嘴	炉贝药材外层鳞叶 2 枚,大小相近,其顶端较瘦尖,成开口状,称为"马牙嘴"。
马头、蛇尾、瓦楞身	线纹海马药材呈扁长形而弯曲,头部略似马头,头顶有冠状突起;体部具纵棱,有瓦楞形的节纹并具短棘;尾部渐细而向内卷曲,犹如蛇尾。

术　语	解　析
开眼	车前子稍凸的一面中部有一灰白色小圆点,为种脐。
无影纹	羚羊角的尖部,其质嫩者可透见红色血丝或紫黑色斑纹,无裂纹。
云头	白术药材根下部两侧膨大,形似如意头,称"云头"。
云锦花纹	何首乌的块根横切面皮部有 4～11 个类圆形异型维管束组成的云朵状花纹环列,形成云锦状花纹,又称"云纹"。
车轮纹	防己药材断面木质部射线呈均匀放射状排列的纹理,如"车辐"状,习称"车轮纹"。
毛笔头	辛夷药材呈长卵形,外被长茸毛,形似毛笔头。
凤眼圈	防风药材断面皮部浅棕色,木部浅黄色,构成凤眼状。
凤眼前仁	大粒车前子因其籽粒为较大的长椭圆形,形似"凤眼"而得名。
乌金衣	牛黄药材表面黄红色至棕黄色,有的表面可见一层黑色光亮的薄膜,习称"乌金衣"。
乌鸦头	草乌的根干燥后枯瘦有棱,一端渐尖,形似乌鸦的头喙。
方胜纹	在蕲蛇背部两侧各有黑褐色与浅棕色组成的"V"形大斑纹 17～25 个,其斑纹顶端在背中线上相接,形似古代书生的方胜帽形状。
水波纹	羚羊角基部,有 10～20 个隆起波状环脊,握之合把,有舒适感,又称"合手"。
公丁香	丁香的花蕾,芳香气味浓烈,质佳。
皮刺	皮类药材表面的一种硬而少的突出物,称皮刺,如海桐皮。
芋	人参药材上细长横伸的不定根,习称"芋"。
玉带束腰	山慈菇药材中部有 2～3 条微突起的环节,如腰带状,又称"玉带缠腰""腰带"或"腰箍"。

术语	解　析
归头、归身、归尾、全归	当归药材各部位的别称。"归头"是根头部（短缩的根茎和根的上端）；"归身"是主根；"归尾"是侧根（支根）和须根；全体称"全归"。
白眉	白扁豆药材一端呈隆起的白色种阜。
白颈	蚯蚓头部第 14～16 环节，颜色呈黄白，为生殖环带。
冬七	三七一般种植 4 年收获，11 月前后种子成熟后采挖的称为"冬七"，其体形瘦瘪，根较松泡，传统经验认为品质较次。
冬麻	清明前后天麻未出新芽前采集者为"冬麻"。
母丁香	丁香的果实，芳香气味稍淡，质量较次。
芝麻点	天麻药材表面所特有的略突起的芽，呈断续排列的小点，排列成横环纹。
过桥	黄连根茎部分细长的节间，如桥悬两岸，又称"过江枝""蚂蜂腰"。
扫帚头	防风、前胡等根头顶部残存的毛状叶鞘，形如扫帚。
当门子	为麝香仁中不规则圆球形或颗粒状者的习称，表面多呈紫黑色，油润光亮，微有麻纹，断面深棕色或黄棕色。
吐丝	菟丝子经水煮后，种皮裂开时，伸出黄白色卷旋状的胚，形似春蚕吐丝状。
朱宝砂	朱砂中细小颗粒或粉末状，色红明亮，触之不染手者。
朱砂点	苍术药材平整横切面上可见散在的棕色或黄橙色油室，习称"朱砂点"。
竹节羌	羌活中根茎环节间延长，形如竹节状者。
合把	羚羊角除顶端部分外有 10～16 个隆起的环节，间距约 2 cm，用手握之，四指正好嵌入凹陷处，习称"合把"。

术语	解 析
企边桂	剥取十年以上的肉桂干皮,两端斜削,夹在木制的凹凸板中间,压成两侧略内卷的浅槽状而得名。
血片	鹿茸尖部切片习称"血片""蜡片"。
观音坐莲	松贝底部圆整而均匀,底部平,微凹入,平放桌面上能端正稳坐,形似观音莲台。
如意头	白术的全体多有瘤状突起,根茎下部两侧膨大的部分,形似如意之头;又称"云头"。
羊膻气	为白鲜皮药材所特有的一种类似羊之腥膻的气味。
赤茯苓	茯苓的干燥菌核近外皮部的淡红色部分。
芦头	根类药材顶端残留的根状茎或茎基,常作为药材的鉴别特征。如人参。
芦碗	人参芦头上的数个圆形或半圆形凹窝状已枯茎痕,形如小碗。
豆瓣砂	朱砂药材块状较大,方圆形或多角形,色暗红色或呈灰褐色,质重而坚,不易碎者。
连三朵	专指款冬花的头状花序常2~3个基部连在一起。
怀中抱月	松贝的外层鳞叶2瓣,大小悬殊,大瓣紧抱小瓣,未抱部分呈新月形。
钉头	赭石上的圆形乳头状凸起。
钉角	一般是指川乌、草乌周围瘤状突起的支根。
佛指甲	蕲蛇尾部渐细,末端呈扁三角形,角质而硬,形如佛之指甲。
肚脐眼	天麻底部圆脐状的凹瘢痕,是自母麻脱落后留下的瘢痕,又称"凹肚脐""圆盘底"。
条痕色	矿物在白色无釉瓷板上划刻时所留下的痕迹称"条痕",粉末的颜色称为"条痕色"。

术语	解 析
沙眼	根及根茎类药材(如银柴胡)表面具有的多数圆形孔状凹陷的须根痕点,又称"砂眼"。
鸡爪黄连	专指黄连中的味连根茎多分枝,成簇,弯曲互抱,形同鸡爪,又称"鸡爪连"。
鸡肠朴	厚朴根皮呈单筒状,常弯曲,形如鸡肠。
鸡骨常山	常山质坚硬,枯瘦光滑,状如鸡骨。
玫瑰头	麻黄断面具有纤维性,髓部为红棕色。
板片状	是指皮类药材从粗大树干剥下后,经干燥不易收缩卷曲,呈宽大板状或厚片状。
顶手	为密银花之鉴别特点。因其花苞肉质较厚,干燥后变硬,握之有顶手的感觉。
虎皮斑	炉贝表面所特有的黄白色或棕色斑点。
罗盘纹	根类药材横切面有数轮同心排列环纹的异型构造,形似罗盘,又称"同心环"。
金井玉栏	根及根茎类药材断面,中心木部呈淡黄色(金井),皮部黄白色(玉栏),中间有一棕色的形成层环,俗称"金井玉栏",如桔梗。
金包头（毛知母）	未去外皮的知母,顶端有残留的浅黄色叶痕及茎痕。
金边白肉	广佛手药材切片边缘呈黄色,内瓤呈白色。
金星点	蕨类植物叶背被有的金黄色孢子囊。
金盏银盘	黄芪药材的横切面,其木部呈黄色,皮部呈白色,恰似金玉相映。
念珠斑	专指蕲蛇白色腹部上杂有多数黑色类圆形斑点,又称"连珠斑"。
疙瘩丁	白芷药材外皮的皮孔样横向突起。

术语	解　析
油头	川木香的根头处常而有黑色发黏的胶状物,又称"糊头"。
春七	三七一般种植 4 年收获,每年 7 月开花前采挖的三七药材称为"春七"。根饱满肥实,传统经验认为品质上乘。
春麻	天麻出新芽后采集者为"春麻"。
珍珠贝	川贝母中颗粒较小,如豆珠而形似薏米者。
珍珠点	野山参须根上生有的细小疣状突起,又称"珍珠疙瘩"。
珍珠盘	药材根头部膨大,具有多数密集的疣状突起的芽苞或茎的残基,状似珍珠散于盘中而称"珍珠盘",如银柴胡。
珍珠鳞	蛤蚧体表的灰色圆形如珍珠状微凸的小鳞片。
挂甲	取牛黄少许,加清水调和后涂于指甲上,能将指甲染成黄色,习称"挂甲"。
茯神	中间抱有松根的茯苓。
枯芩	黄芩老根中间枯朽状或已成空洞者。
冒槽	为麝香的专用鉴别方法之一。是指取毛壳麝香,用特制槽针从囊孔插入,转动槽针,撮取麝香仁,立即检视,槽内的麝香仁应有逐渐膨胀高出槽面的现象。
星点	大黄根茎横断面可见的暗红色放射状小点,环列或散在,如星星点缀。为大黄根茎髓部的异常维管束,放射状纹理是异常维管束的射线。
鬼脸	升麻呈不规则结节块状,表面黑棕色,有数个圆洞的茎痕,外皮脱落处露出网状筋脉,形状特殊而丑陋,被喻为鬼脸,又称"窟窿牙根"。
剑脊	乌梢蛇的脊部高耸呈屋脊状,如剑之锋。
狮子盘头	党参根头部有多数疣状突起的茎痕及芽,每个茎痕顶端呈凹下的圆点状,形如狮子头。

术语	解析
亮星	系药材横切后在阳光下透视,见到的黏液质小点,因能发亮称"亮星",如土茯苓。
绒根	三七须根者称为"绒根"。
蚕羌	羌活中根茎节间缩短,呈紧密隆起的环状,形似蚕者。
莲花	马鹿茸侧枝 2 个者习称"莲花"。
起霜	苍术折断放置稍久后折出的白色细针状结晶(为苍术醇和 β-桉油醇的混合物),又称为"白毛"。一般认为生"白毛"的苍术质量较佳。
柴性	一般指质地坚硬而易折的根或根茎类药材,木化程度高,折断呈干柴状。
铁线纹	野山参主根上端外皮具有的深陷的环状横纹。为野山参的鉴别要点。
铁结白肉	专指体结、质重、皮黑、肉白的猪苓药材。
胶口镜面	僵蚕药材质硬而脆,容易折断,断面平坦,外层为白色,显粉性,中间棕黑色,光亮如镜。
通天眼	专指羚羊角上部无角塞,中空,对光透视,上半段可见一条细孔道直通角尖。
粉甘草	将甘草外面红棕色栓皮刮去者,习称"粉甘草"。
菊花心	药材横切面上维管束与较窄的射线排列形成细密放射状纹理,似开放的菊花,称菊花心,如黄芪、甘草。
蛋黄片	花鹿茸中上部的切片习称"蛋黄片",切面黄白色或粉白色,中间有极细小的蜂窝状细孔。
蚯蚓头	药材防风根头部具明显密集的环纹,如蚯蚓的头部。

术语	解析
铜皮铁骨狮子头	三七药材的外皮呈灰黄色,似金属铜的颜色;体重,质坚实如骨而不易折断,断面中心棕色,似铁色;药材上部类圆锥形或圆柱形,具有瘤状隆起的支根痕,似狮子头。
银皮	毛壳麝香内层皮膜,为包裹香仁的一层很薄的棕色膜,质地柔软,经久不硬。又称"里衣子"。
猪大肠	防己药材常弯曲不直,有深陷横沟而成结节状瘤块样,形如猪大肠。
剪口	三七的根茎商品习称"剪口"。
棕毛	香附药材节上的棕色毛须。
筒朴	厚朴的干皮呈筒状或双卷筒状。
鹅眼枳实	枳实药材中圆球形而个小者,形如鹅眼。
鹅管白前	白前药材细长圆柱形,中空如鹅翎管。
筋条	三七的支根习称"筋条"。
鼓肚子	苦杏仁呈扁心形或桃形,顶端略尖,基部左右不对称,中部膨大明显如肚鼓出。
鼓肚海马	雄性海马。雄性海马尾部腹面有育儿囊,有储存卵及海马仔的功能。反之,"瘪肚海马"指雌性海马。
靴筒朴	厚朴的近根部干皮一端展开如喇叭口,形似靴口状。
锦纹	大黄药材表面或横切面上类白色薄壁组织与红棕色射线及星点交互排列形成的织锦状纹理。
槟榔纹	药材表面或断面呈深浅色相间的花纹,如槟榔断面的纹理,又称"大理石花纹"。
磁毛	吸附在磁石上的磁铁矿碎末,如毛直立。
蜘蛛丝	款冬花苞片内表面的绵毛状物折断后成白色细丝。

术语	解　析
蝉肚姜黄	姜黄药材外表皮呈鲜黄色,多皱缩有明显的环节,状如蝉肚。
橡胶丝	杜仲体内特有的白色胶质丝体,又称"胶丝"。树皮、树叶、翅果折断均可见。
蝴蝶片	川芎为不规则结节状拳形团块,加工纵切成饮片后,由于边缘不整齐,形似蝴蝶,习称"蝴蝶片"。
鹤颈	白术根茎形似仙鹤,有时还带有地上部残茎,如仙鹤脖颈。亦有因其木质状茎如腿形,故又称"白术腿"。
鹦哥嘴	天麻(冬麻)块茎顶端留的红棕色至深棕色鹦嘴状的干枯芽苞,又称"红小瓣"。
镜面砂	朱砂中不规则板片状、斜方形或长条形,大小厚薄不一,色红而鲜艳,光亮如镜面,微透明,质较脆。
戴斗笠	漏芦根头膨大,有棕色鳞片状叶基覆盖在顶端的白色绒毛上,如头戴斗笠。
霜	药材内部干燥后,渐在表面析出的白色物质。
糟皮粉渣	地骨皮、赤芍等的外表面粗糙,具纵皱纹或裂纹,易呈鳞片状剥落。

附录二　中药粉末显微鉴别简图

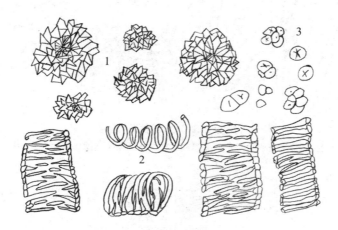

附图 2.1　大黄(掌叶大黄)粉末

1. 草酸钙簇晶；2. 导管；3. 淀粉粒

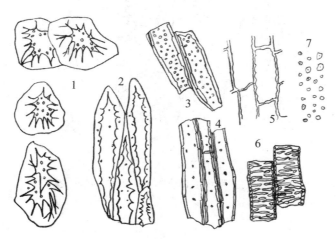

附图 2.2　黄连(味连)粉末

1. 石细胞；2. 中柱鞘纤维；3. 木纤维；4. 木薄壁细胞

5. 鳞叶表皮细胞；6. 导管；7. 淀粉粒

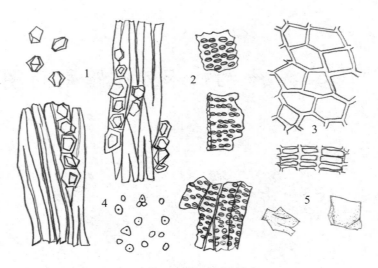

附图 2.3 甘草(甘草)粉末

1. 晶纤维及草酸钙方晶;2. 导管;3. 木栓细胞;4. 淀粉粒;5. 棕色块

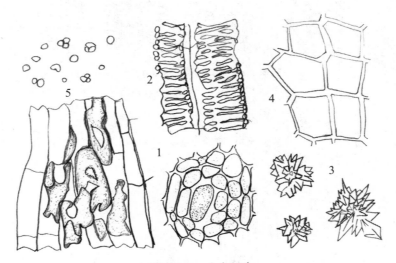

附图 2.4 人参粉末

1. 树脂道;2. 导管;3. 草酸钙簇晶;4. 木栓细胞;5. 淀粉粒

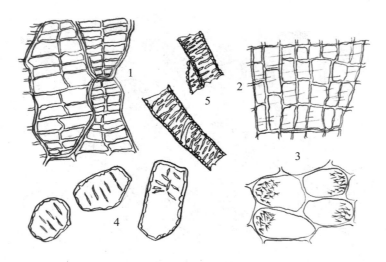

附图 2.5　龙胆(龙胆)粉末

1. 外皮层细胞；2. 内皮层细胞；3. 草酸钙针晶；4. 石细胞；5. 导管

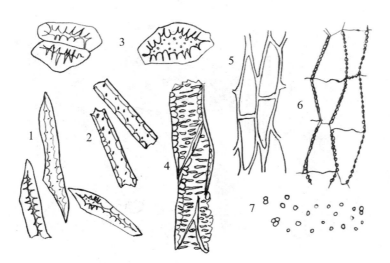

附图 2.6　黄芩粉末

1. 韧皮纤维；2. 木纤维；3. 石细胞；4. 导管

5. 木薄壁细胞；6. 韧皮薄壁细胞；7. 淀粉粒

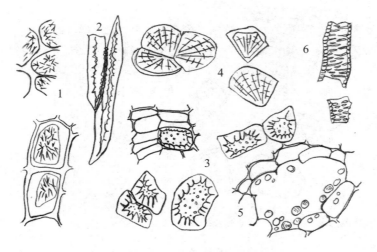

附图 2.7　苍术(茅苍术)粉末

1. 草酸钙针晶;2. 纤维;3. 石细胞;4. 菊糖;5. 油室;6. 导管

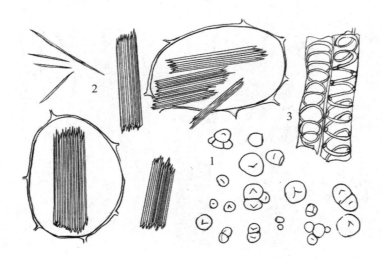

附图 2.8　半夏粉末

1. 淀粉粒;2. 草酸钙针晶;3. 导管

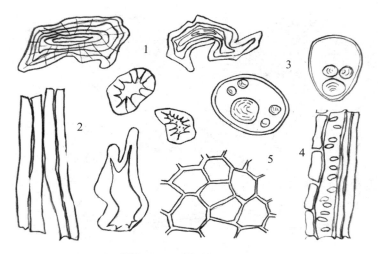

附图 2.9　厚朴(厚朴)粉末

1. 石细胞;2. 纤维;3. 油细胞;4. 筛管分子;5. 木栓细胞

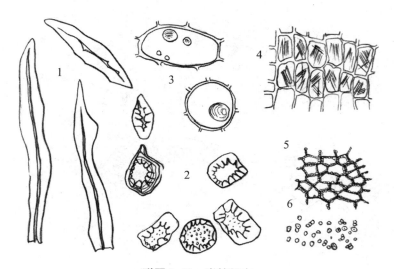

附图 2.10　肉桂粉末

1. 纤维;2. 石细胞;3. 油细胞;4. 草酸钙针晶;5. 木栓细胞;6. 淀粉粒

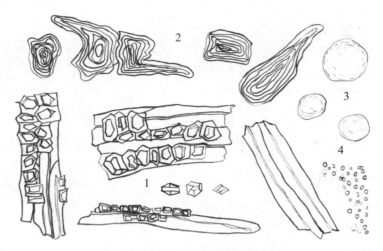

附图 2.11　关黄柏粉末

1. 晶纤维及草酸钙方晶；2. 石细胞；3. 黏液细胞；4.淀粉粒

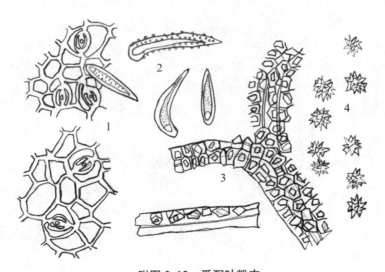

附图 2.12　番泻叶粉末

1. 表皮细胞及气孔；2. 非腺毛；3. 晶鞘纤维；4. 草酸钙簇晶

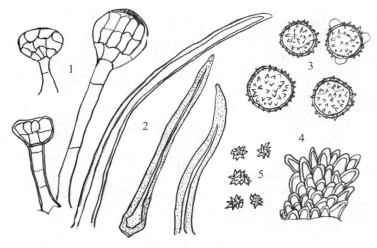

附图 2.13　金银花粉末

1. 腺毛；2. 非腺毛；3. 花粉粒；4. 柱头顶端表皮细胞；5. 草酸钙簇晶

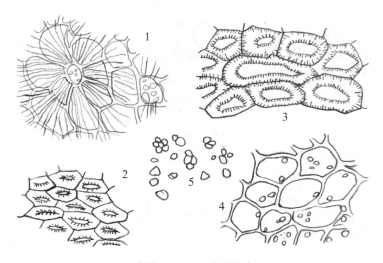

附图 2.14　五味子粉末

1. 果皮碎片；2. 种皮外层石细胞；3. 种皮内层石细胞；4. 胚乳细胞；5. 淀粉粒

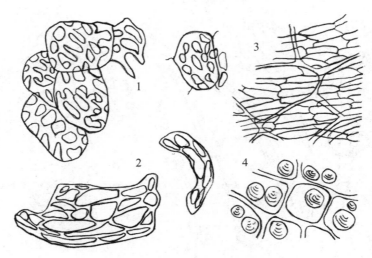

附图 2.15 小茴香粉末

1. 网纹细胞；2. 油管碎片；3. 镶嵌状细胞；4. 内胚乳细胞

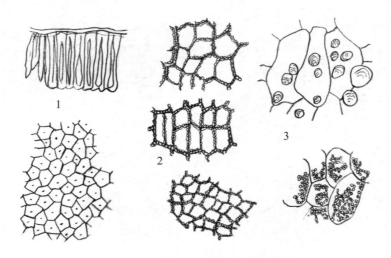

附图 2.16 酸枣仁粉末

1. 种皮栅状细胞；2. 内种皮细胞；3. 内胚乳及子叶细胞

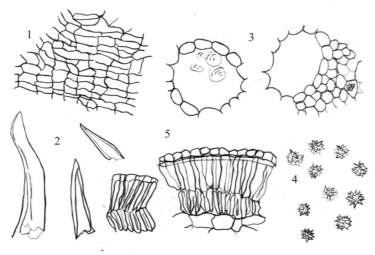

附图 2.17　牵牛子粉末

1. 种皮表皮细胞；2. 非腺毛；3. 分泌腔；4. 草酸钙簇晶；5. 栅状细胞

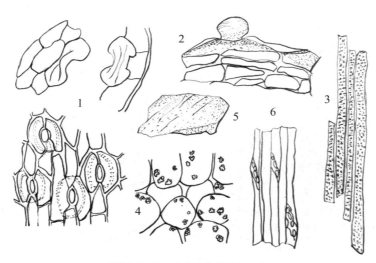

附图 2.18　麻黄(草麻黄)粉末

1. 表皮细胞及气孔；2. 角质层；3. 嵌晶纤维及草酸钙砂晶

4. 皮层薄壁细胞；5. 棕色块；6. 导管

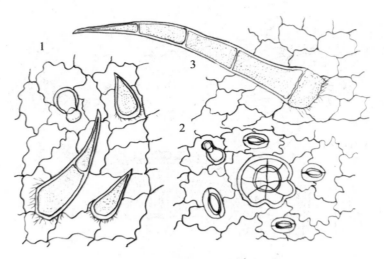

附图 2.19　断血流(风轮菜)粉末

1. 上表皮细胞(示非腺毛、腺毛);2. 下表皮细胞(示腺鳞、气孔);3. 非腺毛

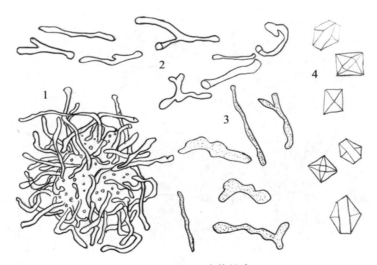

附图 2.20　猪苓粉末

1. 菌丝团;2. 无色菌丝;3. 棕色菌丝;4. 草酸钙晶体

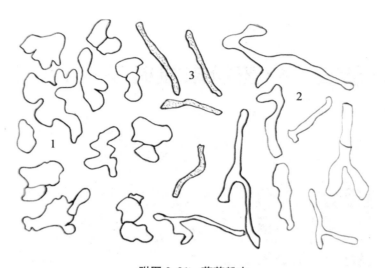

附图 2.21　茯苓粉末

1. 菌丝团块；2. 无色菌丝；3. 棕色菌丝

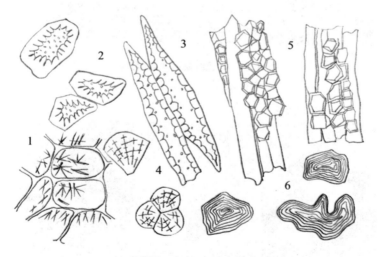

附图 2.22　二妙丸粉末

1. 草酸钙针晶(苍术)；2. 石细胞(苍术)；3. 纤维(苍术)；4. 菊糖(苍术)
5. 晶纤维及草酸钙方晶(黄柏)；6. 石细胞(黄柏)

附录三　中药粉末显微鉴别特征图

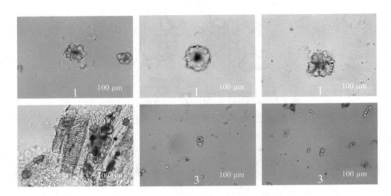

附图 3.1　大黄(掌叶大黄)粉末

1. 草酸钙簇晶；2. 导管；3. 淀粉粒

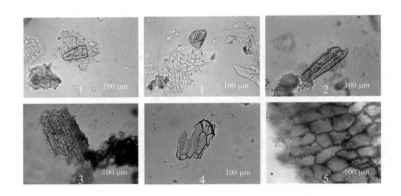

附图 3.2　黄连(味连)粉末

1. 石细胞；2. 中柱鞘纤维；3. 木纤维；4. 木薄壁细胞；5. 鳞叶表皮细胞

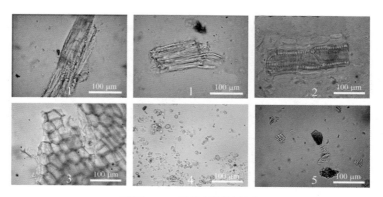

附图 3.3 甘草(甘草)粉末

1. 晶纤维及草酸钙方晶;2. 导管;3. 木栓细胞;4. 淀粉粒;5. 棕色块

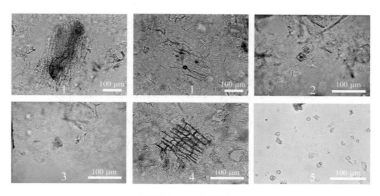

附图 3.4 人参粉末

1. 树脂道;2. 导管;3. 草酸钙簇晶;4. 木栓细胞;5. 淀粉粒

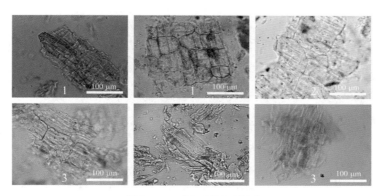

附图 3.5 龙胆(龙胆)粉末

1. 外皮层细胞;2. 内皮层细胞;3. 草酸钙针晶

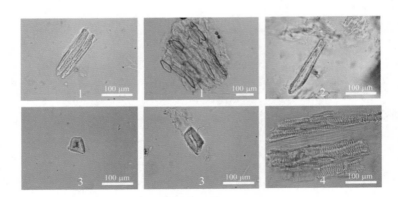

附图 3.6　黄芩粉末

1. 韧皮纤维；2. 木纤维；3. 石细胞；4. 导管

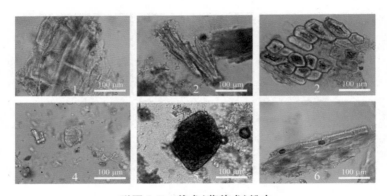

附图 3.7　苍术（茅苍术）粉末

1. 草酸钙针晶；2. 纤维；3. 石细胞；4. 菊糖；5. 油室；6. 导管

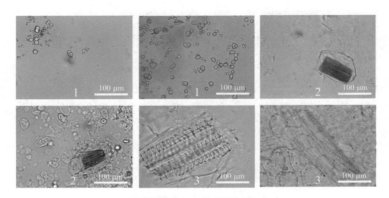

附图 3.8　半夏粉末

1. 淀粉粒；2. 草酸钙针晶；3. 导管

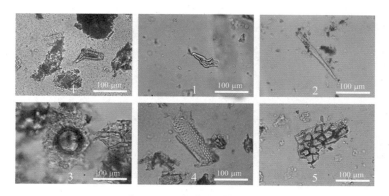

附图 3.9　厚朴(厚朴)粉末

1. 石细胞;2. 纤维;3. 油细胞;4. 筛管分子;5. 木栓细胞

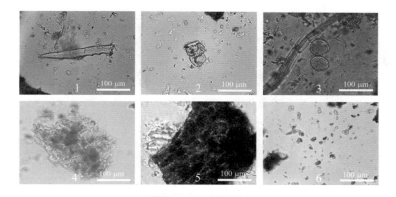

附图 3.10　肉桂粉末

1. 纤维;2. 石细胞;3. 油细胞;4. 草酸钙针晶;5. 木栓细胞;6. 淀粉粒

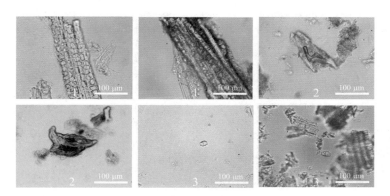

附图 3.11　关黄柏粉末

1. 晶纤维及草酸钙方晶;2. 石细胞;3. 黏液细胞

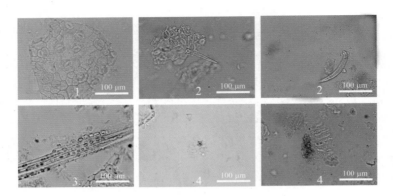

附图 3.12　番泻叶粉末

1. 表皮细胞及气孔；2. 非腺毛；3. 晶鞘纤维；4. 草酸钙簇晶

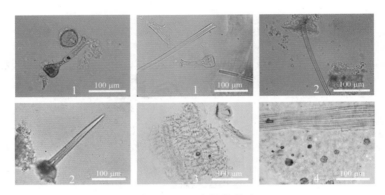

附图 3.13　金银花粉末

1. 腺毛及花粉粒；2. 非腺毛；3. 柱头顶端表皮细胞；4. 草酸钙簇晶

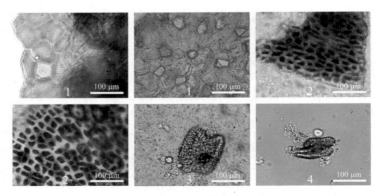

附图 3.14　五味子粉末

1. 果皮碎片；2. 种皮外层石细胞；3. 种皮内层石细胞；4. 胚乳细胞

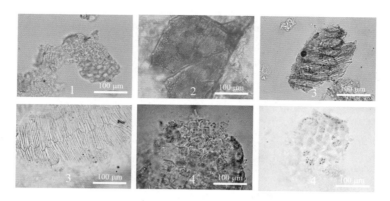

附图 3.15　小茴香粉末

1. 网纹细胞；2. 油管碎片；3. 镶嵌状细胞；4. 内胚乳细胞

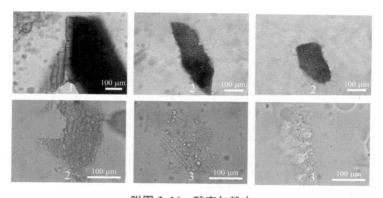

附图 3.16　酸枣仁粉末

1. 种皮栅状细胞；2. 内种皮细胞；3. 内胚乳及子叶细胞

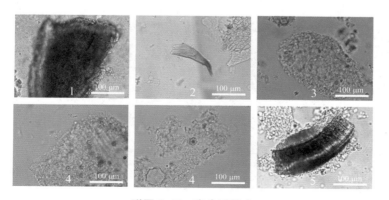

附图 3.17　牵牛子粉末

1. 种皮表皮细胞；2. 非腺毛；3. 分泌腔；4. 草酸钙簇晶；5. 栅状细胞

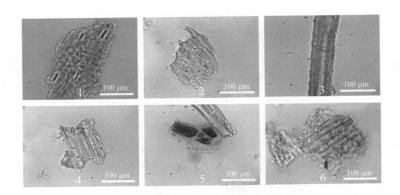

附图 3.18　麻黄(草麻黄)粉末

1. 表皮细胞及气孔；2. 角质层；3. 嵌晶纤维及草酸钙砂晶

4. 皮层薄壁细胞；5. 棕色块；6. 导管

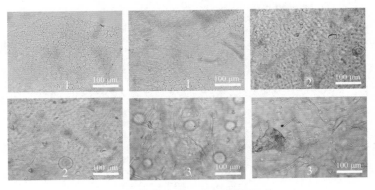

附图 3.19　断血流(风轮菜)粉末

1. 上表皮细胞；2. 下表皮细胞；3. 非腺毛

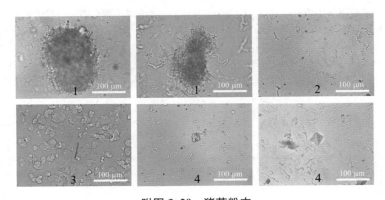

附图 3.20　猪苓粉末

1. 菌丝团；2. 无色菌丝；3. 棕色菌丝；4. 草酸钙晶体

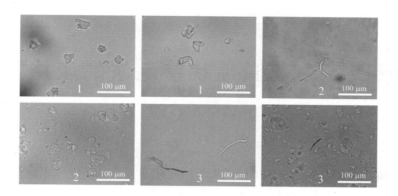

附图 3.21　茯苓粉末

1. 菌丝团块；2. 无色菌丝；3. 棕色菌丝

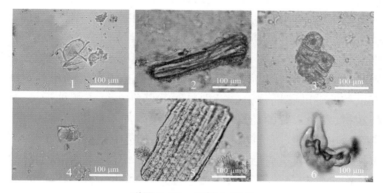

附图 3.22　二妙丸粉末

1. 草酸钙针晶(苍术)；2. 石细胞(苍术)；3. 纤维(苍术)；4. 菊糖(苍术)

5. 晶纤维及草酸钙方晶(黄柏)；6. 石细胞(黄柏)

附录四　中药微性状鉴定法的应用案例

中药微性状鉴定法是安徽中医药大学周建理教授最早研究应用和创建的一种鉴别中药材真伪优劣的新技术。该方法是利用反射光原理，选用体视显微镜、生物显微镜、金相显微镜或袖珍显微镜等观察物体表面的反射光线所生成的影像特征，可以通过借助仪器观察中药材表面(包括断面)肉眼不易察觉的细微性状特征，并以此作为鉴定依据的一种新的鉴别方法。它能够观察到许多传统的性状鉴定看不到、显微鉴定又看不清的药材特征信息，是性状鉴定法向微观领域的延伸，对于大多数动植物类药材都有鉴别意义。其优点是给我们展示了一个肉眼看不到的药用动植物和中药材的微观特征世界，在药用动植物的基源鉴定和中药材的真伪优劣鉴定中有着重要的辅助鉴别价值。特别是对一些细小果实和种子类药材、部分叶类及全草类药材、发生霉变的药材和掺入硫酸镁等加重粉的药材的鉴别具有显著可靠性。具有简单、快速、廉价的特点，很适合在基层中药材检验工作中推广。

利用该技术，研究人员先后对中药葶苈子、紫苏子、豨莶草、天仙子、西红花、金银花、菟丝子、海金沙和蒲黄等易混伪及易掺杂药材进行了专题研究，对霉变药材和加入硫酸镁等加重粉的药材特征进行了观察研究，为这一类药材的真伪鉴别和品质评价提供了新的技术手段和可靠的显微图像凭证。该方法在提出后被分别写入黄璐琦主编的《中药鉴定新技术新方法及其应用》和张贵君主编的《中药鉴定研究方法学》中。

一、在果实种子类药材鉴别上的应用

中药紫苏子及其混伪品的微性状对比鉴别如附图4.1所示。

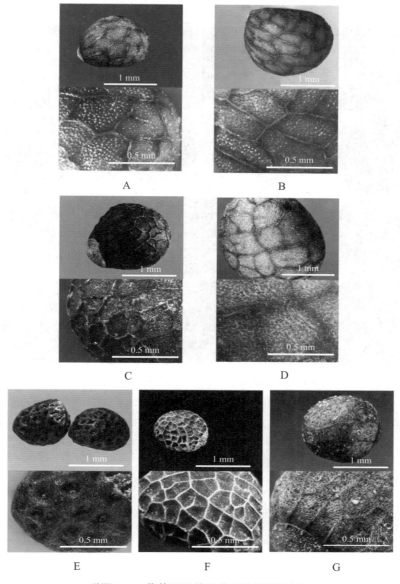

附图 4.1　紫苏子及其混伪品的微性状特征

A. 紫苏子 4 倍镜观(上)与 10 倍镜观(下)；　　B. 白苏子 4 倍镜观(上)与 10 倍镜观(下)；

C. 回回苏 4 倍镜观(上)与 10 倍镜观(下)；　　D. 中华香简草 4 倍镜观(上)与 10 倍镜观(下)；

E. 华荠苧 4 倍镜观(上)与 10 倍镜观(下)；　　F. 小鱼仙草 4 倍镜观(上)与 10 倍镜观(下)；

G. 石荠宁 4 倍镜观(上)与 10 倍镜观(下)

中药天仙子及其混伪品的微性状鉴别如附图 4.2 所示。

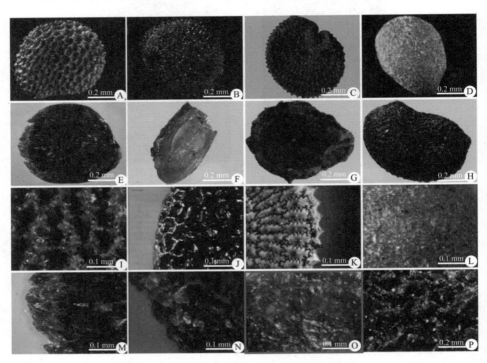

附图 4.2　天仙子及其混伪品微性状鉴别特征

A. 4 倍镜下天仙子；　　B. 4 倍镜下大千生子；　　C. 4 倍镜下麦瓶草子；　　D. 4 倍镜下菟丝子；

E. 4 倍镜下水蓑衣子；　F. 4 倍镜下楮实子；　　　G. 4 倍镜下地肤子腹面；　H. 4 倍镜下补骨脂；

I. 10 倍镜下天仙子；　　J. 10 倍镜下大千生子；　　K. 10 倍镜下麦瓶草子；　　L. 10 倍镜下菟丝子

M. 10 倍镜下水蓑衣子；N. 10 倍镜下楮实子；　　　O. 10 倍镜下地肤子背面；P. 10 倍镜下补骨脂

二、在全草类药材鉴别上的应用

中药豨莶草的微性状鉴别如附图 4.3 所示。

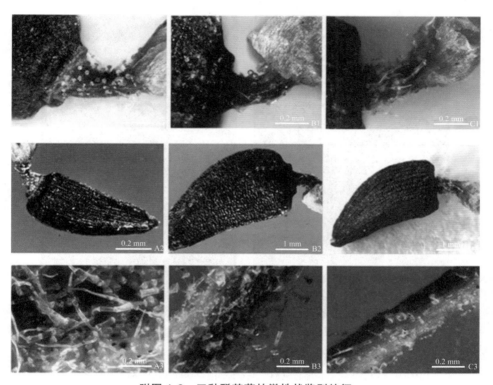

附图 4.3　三种豨莶草的微性状鉴别特征

A1. 豨莶花盘柄；　　B1. 腺梗豨莶花盘柄；　　C1. 毛梗豨莶花盘柄；

A2. 豨莶果实；　　　B2. 腺梗豨莶果实；　　　C2. 毛梗豨莶果实；

A3. 豨莶草花梗；　　B3. 腺梗豨莶花梗；　　　C3. 毛梗豨莶花梗

三、在花类药材鉴别上的应用

中药西红花及其混伪品的微性状鉴别如附图 4.4 所示。

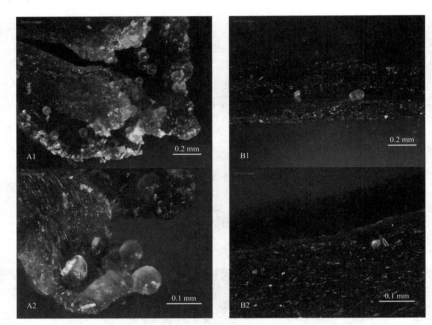

附图 4.4 正品西红花的微性状鉴别特征

A1. 正品西红花柱头上端 4 倍镜观；　　A2. 正品西红花柱头上端 10 倍镜观；

B1. 正品西红花柱头下端 4 倍镜观；　　B2. 正品西红花柱头下端 10 倍镜观

金银花与易混品山银花的微性状鉴别如附图 4.5 所示。

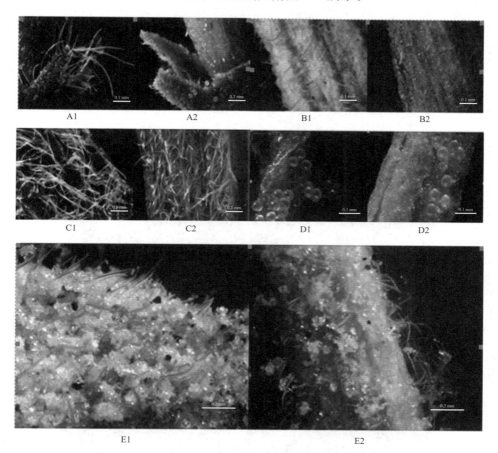

附图 4.5　金银花与山银花微性状鉴别特征

A1. 为金银花花萼 4 倍镜下观察；　A2. 山银花花萼 4 倍镜下观察；

B1. 金银花花蕾表面 4 倍镜下观察；　B2. 山银花花蕾表面 4 倍镜下观察；

C1. 金银花花冠喉部 4 倍镜下观察；　C2. 山银花花冠喉部 4 倍镜下观察；

D1. 金银花花粉粒 10 倍镜下观察；　D2. 山银花花粉粒 10 倍镜下观察；

E1、E2 为两个批次金银花掺杂品花蕾鉴别（E1 为金银花；E2 为山银花）

四、中药微性状鉴定法在易掺杂药材鉴别上的应用

海金沙及掺杂品的鉴别如附图 4.6 所示。

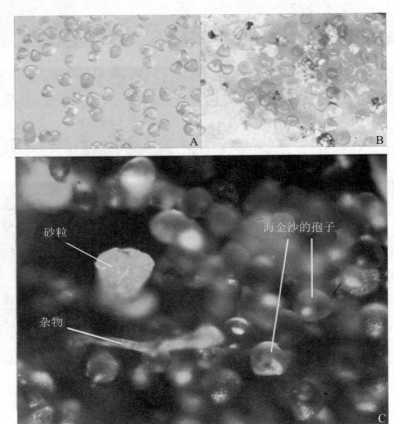

附图 4.6　海金沙及掺杂品微性状鉴别特征
A. 纯品海金沙；B、C. 掺杂的海金沙

红花及掺杂品的鉴别如附图 4.7 所示。

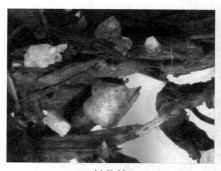 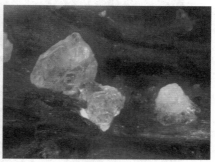

低倍镜　　　　　　　　　　　　　　　高倍镜

附图 4.7　掺入沙粒的红花药材微性状鉴别特征(低倍镜和高倍镜下)

五、中药微性状鉴定法在霉变药材鉴别上的应用

霉变辛夷、虎杖药材的鉴别如附图 4.8、4.9 所示。

 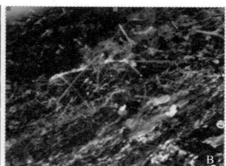

附图 4.8　霉变的辛夷药材微性状鉴别特征

A. 苞片的内表面;B. 花被片外表面

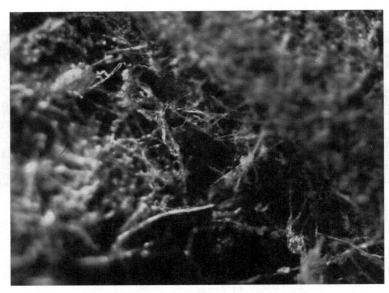

附图 4.9　霉变的虎杖药材微性状鉴别特征

参 考 文 献

［1］ 国家药典委员会.中华人民共和国药典:一部[M].北京:中国医药科技出版
社,2015.

［2］ 徐国钧.中药材粉末显微鉴定[M].北京:人民卫生出版社,1986.

［3］ 毕志明.中药显微鉴定实验与指导[M].2版.北京:中国医药科技出版
社,2015.

［4］ 吴德康.中药鉴定学实验指导[M].北京:中国中医药出版社,2007.

［5］ 张贵君.中药鉴定学实验[M].2版.北京:科学出版社,2009.

［6］ 金世元.金世元中药材传统鉴别经验[M].北京:中国医药科技出版社,2010.

［7］ 袁丹.中药鉴定学实验[M].北京:中国医药科技出版社,2014.

［8］ 胡本祥.中药鉴定学实验指导[M].陕西:陕西科学技术出版社,2014.

［9］ 张贵君.常用中药材及饮片快速识别[M].北京:中国林业出版社,2015.

［10］ 吴啟南.中药鉴定学实验[M].北京:中国医药科技出版社,2015.

［11］ 康廷国.中药鉴定学[M].北京:中国中医药出版社,2016.

［12］ 黄璐琦,袁媛.中药分子鉴定操作指南[M].上海:上海科学技术出版社,2014.

［13］ 刘春生,袁媛.分子生药学[M].北京:中国中医药出版社,2017.

［14］ 蒋超,张雅华,陈敏,等.基于双向位点特异性PCR的金银花真伪鉴别方法
研究[J].中国中药杂志,2012,37(24):3752-3757.

［15］ 周建理,杨青山.中药微性状鉴定法[J].安徽中医学院学报,2011,30(1):
66-68.

［16］ 李莉,杨青山,周建理.中药微性状鉴定法快速鉴别掺杂、霉变药材探讨[J].
中外医疗,2012(3):191-192.

［17］ 王雪利,周建理,杨青山.紫苏子及其混伪品的微性状对比鉴别[J].上海中
医药大学学报,2013,27(1):78-80.

［18］ 高飞燕,周建理.中药稀莶草的微性状鉴别[J].中国中药杂志,2013,38(3):
331-333.

［19］ 杨青山,吴秋芳,姚强,等.天仙子及其混伪品的微性状鉴别[J].安徽中医药
大学学报,2014,33(4):89-92.

[20] 汪楠楠,周建理,杨青山.西红花及其伪品的微性状鉴别[J].上海中医药杂志,2014,48(2):85-87.

[21] 汪楠楠,周建理,杨青山.市售金银花及其混伪品的微性状鉴别[J].安徽医药,2014,18(3):450-452.